湖北省疾病预防控制中心｜组织编写｜

健康生活100问

共创卫生城市新生活

主　　编　徐静东　覃世龙

副主编　罗　西　范传刚　谭梁飞　赵子晗

编　　委（以姓氏笔画为序）

朱　燕　李　珍　吴　杨　范传刚

欧阳英英　罗　西　罗　彦　赵子晗

徐静东　覃世龙　谭梁飞

人民卫生出版社

·北　京·

图书在版编目（CIP）数据

健康生活100问 ：共创卫生城市新生活 / 徐静东，覃世龙主编. — 北京 ：人民卫生出版社，2025. 4.
ISBN 978-7-117-37454-5

Ⅰ. R161-44

中国国家版本馆 CIP 数据核字第 2025LZ3717 号

人卫智网	**www.ipmph.com**	**医学教育、学术、考试、健康，购书智慧智能综合服务平台**
人卫官网	**www.pmph.com**	**人卫官方资讯发布平台**

健康生活100问——共创卫生城市新生活

Jiankang Shenghuo 100 Wen——
Gongchuang Weisheng Chengshi Xin Shenghuo

主　　编： 徐静东　覃世龙
出版发行： 人民卫生出版社（中继线 010-59780011）
地　　址： 北京市朝阳区潘家园南里 19 号
邮　　编： 100021
E - mail： pmph @ pmph.com
购书热线： 010-59787592　010-59787584　010-65264830
印　　刷： 北京建宏印刷有限公司
经　　销： 新华书店
开　　本： 889 × 1194　1/32　**印张：** 6
字　　数： 135 千字
版　　次： 2025 年 4 月第 1 版
印　　次： 2025 年 4 月第 1 次印刷
标准书号： ISBN 978-7-117-37454-5
定　　价： 49.00 元

打击盗版举报电话：010-59787491　E-mail：WQ @ pmph.com
质量问题联系电话：010-59787234　E-mail：zhiliang @ pmph.com
数字融合服务电话：4001118166　E-mail：zengzhi @ pmph.com

前言

习近平总书记指出“没有全民健康，就没有全面小康”。人民健康是民族昌盛、国家富强的重要标志。一直以来人们对“健康”有着强烈的期盼，并进行着孜孜不倦的追求。经济社会快速发展给我们的生活带来了翻天覆地的变化，但随之而来产生了如大气、噪声和水体等污染，出现食品安全、新型突发传染病及慢性非传染性疾病等健康问题，在加剧人们对健康担忧的同时，也引起了人们对健康的重新审视：“健康”并非仅是医学的问题，医学（或是医疗）也并非人们追求“健康”的唯一途径。“健康”更多的是一种在身体上、心理上和社会上的完满状态，而不仅仅是没有疾病和虚弱的状态，健康与我们生活的空间、环境、基础设施和生活方式等密切相关。

卫生城市创建是推动完善城乡卫生基础设施建设、改善人居生活环境、普及健康知识、保障全民健康水平等的有力举措，与人民群众的生活息息相关。但是，我们发现部分民众对于卫生城市创建过程中政府部门的相关工作要求存有“只知其然而不知其所以然”的困惑和不解，因而难免会对政府部门的相关管理要求产生抗拒、排斥的心理及行为。基于此，湖北省疾病预防控制中心组织编写了本书，选取卫生城市创建中与人民群众生活关系密切的“问题”为切入点，基于“健康”的视角，“解释”政府部门在对诸如市容环境卫生、食品安全等工作履行监管要求背后的原因，为大家答疑解惑，加强对政府工作的理解与支持；“解读”普通民众日常生活中习以为常的生活方式、行为习惯可能存在的健康风险，实现“普及知识、改善行为、促进健康”的目的。

全书内容分为8章，共计100问。第一章总论主要对健康的定义、影响因素、卫生城市创建与健康的关系等进行总体介绍；第二章健康教育主要介绍生活方式、饮食习惯、运动等与健康的关系；第三章市容环卫主要介绍日常生活中的垃圾、废品回收、农贸市场、饲养宠物等场所和行为可能存在的健康风险及应对措施；第四章生态环境主要介绍了大气、水、厨房油烟、噪声、医疗废物等对于人们健康的危害及应对措施；第五章重点场所主要介绍了旅店、理发店等公共场所的卫生管理要求及如何保障个人卫生健康权利；第六章食品饮水主要介绍了保障食品卫生安全和饮用水安全的基本知识；第七章医疗卫生主要介绍了生活中主要传染性疾病的预防和医疗卫生服务；第八章病媒生物主要介绍了生活中蚊蝇鼠蟑等“四害”的生活习性、危害和基本的防控措施。

希望通过本书的出版，引导社会大众在日常生活和行为中关注健康，学习健康知识，营造健康生活环境，践行文明健康绿色环保的生活方式，维护自己健康权利的同时履行健康责任，共同守护大家的健康。在本书出版之际，我们衷心感谢业界专家的大力支持。由于编者知识有限，书中难免有疏漏，恳请广大读者不吝赐教。

编者
2024年11月

目录

第一章 总论

第二章 健康教育

第四章 生态环境

第五章 重点场所

第六章 食品饮水

第八章 病媒生物

第一章
总论

第 1 问　什么是健康？有哪些因素影响我们的健康？

人民健康是社会文明进步的基础，是民族昌盛和国家富强的重要标志，是广大人民群众的共同追求。人们为什么从事劳动、建设和各项工作？为了更加幸福地生活。但是，如果没有健康，即便幸福就在身边也无从谈起。反之，人们为了幸福的生活，必须从事劳动、建设和各项工作，若是没有健康，又如何工作？有一个形象的比喻：把健康看作“1”，把成功、幸福等看作跟在“1”后面的“0”，当你拥有“1”时，“0”越多意味着你的成就越多；如果“1”不存在，其他也就失去了意义。所以，健康是个人发展事业、实现自我价值和享受幸福生活的资源和基础，每个人应当倍加珍惜并细心呵护健康。古人很早就注意到维护健康的重要性，提出了“养生”“护生”等理念及方法，至今仍发挥着积极的作用。

1946 年，世界卫生组织（WHO）成立时在其宪章中是这样定义健康的：“健康不仅仅是没有疾病或虚弱，而且是身体、心理和社会适应的完好状态。”

那么如何维护我们的健康呢？世界卫生组织总结全球相关研究发现，在影响个人健康与寿命的四大因素中，生物学遗传因素的权重占 15%，环境因素的权重占 17%，医疗卫生服务因素的权重占8%，生活方式与行为因素的权重占据了最大比例，达60%，这也是目前公认的影响健康的主要因素。

（一）生物学遗传因素

遗传因素是决定个体基因组成的基础，对生长发育、生理功能和疾病易感性具有显著影响。个体所携带的某些基因可能增加患特定疾病的风险，例如乳腺癌和心脏病。了解家族病史有助于采取相应的预防措施，降低疾病发生的风险。

（二）生活方式与行为因素

行为是影响健康的重要因素。例如吸烟与肺癌、慢性阻塞性肺疾病、缺血性心脏病及其他心血管疾病密切相关。酗酒、吸毒和不安全性行为等不良行为也严重威胁健康。研究表明，通过控制和消除不合理的饮食习惯、缺乏体育锻炼、吸烟、酗酒和滥用药物等行为危险因素，可以减少40%～70%的猝死、30%的急性残疾以及60%的慢性残疾。如果采取健康的行为和生活方式，可以预防80%的心脑血管病，55%的高血压，80%的2型糖尿病。

（三）环境因素

随着科技进步和工业发展，人们在生活环境和生产环境中接触有害的物理、化学因素的机会越来越多，因此它们所造成的健康危害应予以足够的重视。相关案例证实，人类所患的一些疾病，如某些癌症、慢性中毒等与环境污染有很大的关系。1953年的日本水俣湾疾病事件、1984年的印度博帕尔市农药厂泄漏事件均是世界著名的由环境污染引起的严重公害事件。

环境因素按其属性可分为物理性、化学性、生物性三类。

1. **物理因素**　主要包括小气候、噪声、振动、非电离辐射和电离辐射等。小气候是指生活环境中空气的温度、湿度、风速和热辐射等因素，可对机体热平衡产生明显影响。非电离辐射按波长分为紫外线、可视线、红外线及以由微波、广播通信等设备产生的射频电磁辐射。紫外线具有杀菌、抗佝偻病和增强机体免疫功能等作用，但过量接触紫外线则对机体健康有害。红外线的生物学效应主要是致热作用，但强烈的红外辐射可致烧伤。微波辐射可对神经、心血管、生殖等多个系统产生影响。环境中的电离辐射除某些地区的放射性本底较高外，主要是由人为活动排放的放射性废弃物造成的。此外，某些建筑材料中含有较高的放射性物质，通常是室内放射性污染的主要来源。

2. **化学因素** 环境中的化学因素成分复杂、种类繁多。大气、水、土壤中含有各种无机和有机化学物质，其中许多成分是人类生存和维持身体健康必不可少的。但是，在人类的生产和生活活动中，将大量的化学物质排放到环境中可造成严重的环境污染。世界卫生组织发布的报告显示，有 116 种是明确可以致癌的致癌物，其中大部分是化学品。近年来，陆续发现许多环境化学物质（如有机氯化合物、二噁英、毒杀酚、五氯酚钠及某些重金属等）对机体的内分泌功能可造成严重的影响，被称为内分泌干扰物，对人类健康的危害已成为环境卫生领域中的一个研究热点。

3. **生物因素** 主要包括环境中的细菌、真菌、病毒、寄生虫和生物性变应原（如植物花粉、真菌孢子、尘螨和动物皮屑等）。在正常情况下，空气、水、土壤中均存在着大量微生物，对维持生态系统的平衡具有重要作用。但当环境中的生物种群发生异常变化或环境中有生物性污染时，可对人体健康产生直接、间接或潜在的有害影响。即使在发达国家，水污染引起的健康危害仍时有报道。

（四）医疗卫生服务因素

医疗资源的匹配程度，医疗技术的发展和应用，医疗服务的质量、可及性和公平性等都直接关系到人类的健康水平。

第2问 什么是创卫生城市?

创卫生城市（简称“创卫”）始于1989年，是全国爱国卫生运动委员会（简称“全国爱卫会”）为贯彻落实《国务院关于加强爱国卫生工作的决定》，改善城镇卫生面貌，提高人民群众卫生意识和健康水平，按照自愿原则在全国范围内开展的一项活动。

随着改革开放进程不断加快，与经济快速发展一度形成鲜明对比的是城市环境卫生状况的发展落后。垃圾围城、污水横流的现象屡见不鲜，卫生基础设施也滞后于城市发展和群众生活需要。针对这种情况，1988年11月召开的全国爱卫会第八次委员会扩大会议明确提出，开展卫生评比竞赛活动，集中力量治理一些突出的卫生问题。1989年，全国爱卫会决定在全国组织开展卫生创建活动，旨在改善城乡环境卫生面貌，提升群众文明卫生素质，进一步提高人民群众的健康水平。1990年6月，山东省威海市成为我国首个国家卫生城市。

为了推动创卫活动的开展，全国爱卫会在1990年至1999年先后组织了四次全国城市卫生检查评比活动。为使创卫活动向农村辐射并做到城乡联动、整体发展，1997年8月全国爱卫会在全国范围内开展创建国家卫生镇的活动。为了进一步扩大卫生创建的覆盖面，特别是提升直辖市的公共卫生水平，2000 年 11 月，全国爱卫会决定在北京、天津、上海、重庆 4 个直辖市开展创建“国家卫生区”活动。此外，各地根据实际工作情况，将创卫工作进一步拓展到社区、村、单位、车站、旅游景区等，开展了创卫生社区、卫生村、卫生先进单位、卫生车站、卫生示范旅游景区等活动。

创卫工作从无到有，从起步到壮大，从开展一般性城市卫生治理，逐步向城乡环境卫生综合整治发展。创卫的过程，是落实党和政府执政为民理念、促进生态发展的过程，是提升城镇综合管理水平、预防控制疾病、提高居民健康素养和城镇环境综合管理水平的过程。大量的成功经验证明，创卫是行之有效的社会环境综合治理的“大处方”，开创了新时期爱国卫生运动的新局面。

第 3 问　创卫与人民群众的健康有什么关系？

创卫，始终将提高人民的健康水平作为目标。在不同的历史时期，针对影响健康的环境、行为和生活方式、医疗卫生服务等因素，采取了有针对性的措施。

1989 年全国爱卫会出台的《国家卫生城市标准》，重点是解决城市基础卫生设施建设问题，特别是垃圾和污水的收集处理、城市主次干道清扫保洁、公共卫生厕所建设和“四害”滋生地治理等问题。随着经济社会的不断发展，人民群众对卫生环境需求的不断提高，《国家卫生城市标准》经历了 1994 年、1999 年、2005 年、2010 年、2014 年和 2021 年六次修订，《国家卫生乡镇（县城）标准》也经过 2003 年、2007 年、2010 年和2021年四次修订。标准的修订始终围绕着城镇卫生基础设施的完善、卫生管理的加强，尤其是人民群众关心的突出卫生问题。随着各个城市重视程度的提高，在垃圾和污水等突出问题逐步得到缓解后，小饭店、小浴池、小美容美发店、小旅店和小歌舞厅“五小行业”，集贸市场、城中村、城乡接合部以及老旧居民社区等重点场所暴露的群众关注的民生问题日益凸显。对此，全国爱卫会及时调整创建工作重点。在2022年1月1日实施的《国家卫生城市和国家卫生县标准》中，重点增加了农贸市场、学校等重点场所和冷链设施等的卫生防疫要求，倡导“公勺公筷”和“分餐制”等文明健康生活方式，积极预防控制重大传染病可能产生的公共危害，以及防控青少年近视和肥胖、老年健康、自动体外除颤器（AED）配置使用等内容。

第4问 我们能在创卫中得到什么？

创卫包括以下几个方面的重点工作：健康教育和健康促进，突出增强人们的健康素养和健康意识，提高自我保健和健康生活的能力；城乡人居环境整治，突出做好生活垃圾、粪便无害化处理，完善城市基础设施建设，提高群众工作、生活环境的质量；生态环保，突出提高对环境污染治理的意识和能力，改善整体环境面貌和安全生活的水平；重点场所卫生，突出强化食品安全、公共场所、饮水卫生等公共服务领域的安全监管，极大程度减少危害健康的因素；公共卫生管理，突出强化计划免疫、重大传染病防控、医疗卫生单位的管理、病媒生物防制等，预防传染病的发生和流行。

创卫能使城市基础设施建设日臻完善，环境卫生质量显著改善，生态与居住环境不断优化，管理与服务能力整体提升，居民健康卫生水平明显提高，基本告别脏、乱、差的市貌，成为天蓝、水碧、地绿、干净、整洁有序、人与自然和谐统一、社会与经济协调发展、具有可持续发展潜力与实力的现代化文明城市。这一切变化均源于创卫的目的——以人为本，最终让人民群众生活得更加健康、舒适。

创卫工作，没有旁观者。创卫的每一个环节、每一次活动，都离不开广大人民群众的积极参与。只有人人参与其中，形成全民齐抓共管的创建氛围，创卫才能取得实实在在的效果。

第 5 问　什么是健康城市？

提出“健康城市”理念是为了应对快速城市化进程中带来的健康新问题，是在推进城市可持续发展中应运而生的。世界卫生组织和世界各国的众多城市都进行了积极探索。1984 年，世界卫生组织在加拿大多伦多市召开的“超级卫生保健——多伦多 2000 年”大会上，第一次提出“健康城市”概念。1994 年，世界卫生组织将健康城市定义为“一个不断开发、发展自然和社会环境，并不断扩大社会资源，使人们在享受生命和充分发挥潜能方面能够互相支持的城市”。目前，全球已有数千座城市开展了健康城市建设活动。

2016 年，习近平总书记在全国卫生与健康大会上指出：“要深入开展健康城市和健康村镇建设，形成健康社区、健康村镇、健康单位、健康学校和健康家庭等建设广泛开展的良好局面。”《“健康中国2030”规划纲要》提出：“加强健康城市、健康村镇建设监测与评价。到2030年，建成一批健康城市、健康村镇建设的示范市和示范村镇。”

2016年，经国务院批准，全国爱卫会印发《关于开展健康城市健康村镇建设的指导意见》，在全国启动健康城市健康村镇建设，并于2016年11月在全国选择38个城市作为健康城市试点市，积极探索健康城市建设的有效工作模式，其他城市结合实际开展相关建设工作，同时要求各省（区、市）研究确定若干省级健康城市试点，各个城市开展市级健康村镇试点建设。

2016年11月，全国爱卫办还分别在上海市和江西省南昌市成功举办了第九届全球健康促进大会2016年国际健康城市市长论坛和第三届中美友城大会暨中美健康城市论坛，发布了《健康城市上海共识》和《中美健康城市南昌宣言》，向世界展示了我国健康城市建设的经验与做法。

健康城市是卫生城市的升级版，通过完善城市的规划、建设和管理，改进自然环境、社会环境和健康服务，全面普及健康生活方式，满足居民健康需求，实现城市建设与人的健康协调发展。在新时代，健康城市是落实健康中国行动的重要平台，是推进健康中国建设的重要抓手，是实现社会健康综合治理现代化的重要途径。

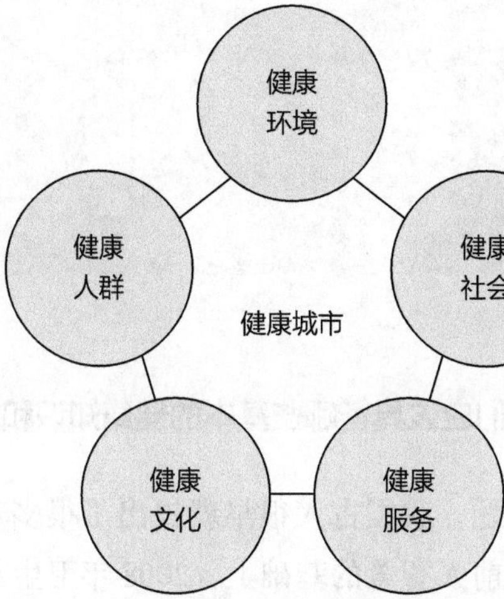

健康城市建设重点内容

第二章 健康教育

第 6 问 我们应该具备哪些基本的健康知识和技能？

关于这个问题，我国古人很早就提出了很多养生、护生的概念。在吸收前人智慧的基础上，2008 年卫生部组织专家经过反复研究、反复筛选，提出了中国公民必须掌握的 66 条健康知识要点，这就是常说的《中国公民健康素养——基本知识与技能（试行）》（简称“《健康素养 66 条》”），并分别由国家卫生和计划生育委员会、国家卫生健康委员会于 2015 年和 2024 年先后进行了修订。健康素养划分为 3 个方面，即基本健康知识和理念、健康生活方式与行为、基本技能。以公共卫生问题为导向，可以将健康素养划分为 6 类健康问题。

（一）科学健康观素养

主要包括健康的概念、权利和责任、与环境的关系、对病残人员态度、健康体检、生殖健康、妇女儿童保健以及职业病防治等方面。

（二）传染病防治素养

主要包括传染病流行的三环节，疫苗接种，艾滋病、结核病、狂犬病等重点疾病防控，病媒生物防制，食品安全，以及病死禽畜处理等方面。

（三）慢性病防治素养

主要包括健康的生活方式，高血压、糖尿病、慢性阻塞性肺疾病、癌症、骨质疏松症、阿尔茨海默病等疾病的防治。

（四）安全与急救素养

主要包括道路交通安全、溺水、一氧化碳（CO）中毒、农药存放、心肺复苏、创伤出血、烧烫伤的处理、抢救触电者、火灾、地质灾害和地震、洪涝灾害的应对等方面。

（五）基本医疗素养

主要包括生命体征及其监测、科学就医观念、合理用药原则、成瘾性药物使用、拨打急救电话等方面。

（六）健康信息素养

主要包括识别常见危险标识、阅读食品和药品标签等方面。

相关部门后续以《健康素养 66 条》内容为依据，研究制定了健康素养评价指标体系，开发了健康素养测评标准化问卷。自 2012 年起，每年组织实施全国范围的城乡居民健康素养监测工作。该问卷是评价我国公民健康素养水平的重要依据。对于每个调查者来说，问卷得分达到总分 80% 及以上，被判定具备基本健康素养。健康素养水平指具备基本健康素养的人在总人群中所占的比例。这一比例是反映经济社会发展水平和人民群众健康水平的一项综合性评价指标。目前，居民健康素养水平指标纳入国家多项考核，成为衡量国家基本公共服务水平和人民群众健康水平的重要指标。

第7问 什么是健康的生活方式？什么是健康的“四大基石”？

世界卫生组织研究表明，在影响健康的各类因素中，生活方式与行为因素的影响最大，占比达60%。因此，改变不健康行为，践行健康的生活方式对良好的健康结局具有重要意义，也是个人通过努力可以改变的因素。

根据预防控制的疾病类别划分，健康的生活方式主要包括两大类。一类是控制传染病的文明卫生习惯，包括做好手卫生、科学佩戴口罩、保持社交距离、注重咳嗽礼仪、开窗通风、分餐公筷等；另一类是预防控制慢性病的，主要包括合理膳食、适量运动、戒烟限酒、心理平衡，这也是世界卫生组织1992年在《维多利亚宣言》中提出的健康四大基石的概念。

第8问 日常生活中怎么样“吃”才健康？

“民以食为天”，吃不仅是维持生命最基本的行为，吃得科学、合理可以保持营养良好，预防一些慢性病的发生，让健康状态更持久。日常生活中怎么样“吃”才健康？我们需要做到以下几个方面。

（一）食物多样，合理搭配

每天的膳食应包括谷薯类、蔬菜水果、畜禽鱼蛋奶和豆类食物。建议平均每天摄入12种以上食物，每周摄入不少于25种食物，合理搭配。

坚持以谷类为主的平衡膳食模式。谷类、薯类和杂豆类是碳水化合物的主要来源。谷类包括小麦、稻米、玉米、高粱等

（包含其制品），如米饭、馒头、烙饼、面包、饼干、麦片等。全谷物保留了天然谷物的全部成分，是理想膳食模式的重要组成，也是膳食纤维和其他营养素的来源。杂豆包括除大豆以外的其他干豆类，如红小豆、绿豆、芸豆等。我国传统膳食中整粒食物常见的有小米、玉米、绿豆、红豆、荞麦等，现代加工产品有燕麦片等，因此把杂豆与全谷物归为同类食材。2岁以上人群都应保证全谷物的摄入量，以此获得更多营养素、膳食纤维和其他健康益处。薯类包括马铃薯、红薯等，可替代部分主食。每天摄入谷类食物 200 ~ 300 克，其中包含全谷物和杂豆类 50 ~ 150 克；薯类 50 ~ 100 克。

（二）多吃蔬果、奶类、全谷、大豆

蔬菜水果，简称“蔬果”，是维生素、矿物质、膳食纤维、微量营养素和植物化学物的良好来源。蔬菜包括嫩茎、叶、花菜类、根菜类、鲜豆类、茄果瓜菜类、葱蒜类、菌藻类及水生蔬菜类等。深色蔬菜是指深绿色、红色、橘红色和紫红色蔬菜，具有营养优势，尤其富含 β- 胡萝卜素，是膳食维生素 A 的主要来源，应注意多选择。餐餐有蔬菜，保证每天摄入不少于 300 克的新鲜蔬菜，深色蔬菜应占一半。

水果多种多样，包括仁果、浆果、核果、柑橘类、瓜果及热带水果等。推荐吃新鲜水果，在鲜果供应不足时可选择一些含糖量低的干果制品和纯果汁。保证每天摄入 200 ~ 350 克的新鲜水果。注意，果汁不能代替鲜果。

奶类、大豆和坚果是蛋白质和钙的良好来源，营养素密度高。可进食各种各样的奶制品，摄入量相当于每天 300 毫升以上液态奶。大豆包括黄豆、黑豆、青豆，其常见制品有豆腐、豆浆、豆腐干及千张等。坚果包括花生、葵花籽、核

桃、杏仁、榛子等，部分坚果的营养价值与大豆相似，富含必需脂肪酸和必需氨基酸。推荐大豆和坚果摄入量共25～35克，其他豆制品摄入量需按蛋白质含量与大豆进行折算。坚果无论作为菜肴还是零食，都是食物多样化的良好选择，建议每周摄入70克左右（相当于每天摄入10克左右），不宜过量。

（三）适量吃鱼、禽、蛋、瘦肉

鱼、禽、蛋和瘦肉可提供人体所需要的优质蛋白质和多种微量营养素，但含有较多的饱和脂肪酸和胆固醇，过多摄入对健康不利，建议平均每天摄入120～200克，其中每天畜禽肉的摄入量为40～75克，少吃加工类肉制品。猪肉脂肪含量较高，应尽量选择瘦肉或禽肉。

常见的水产品除了鱼，还有虾、蟹和贝类，此类食物富含优质蛋白质、脂类、维生素和矿物质，推荐每天摄入量为40～75克，有条件可以优先选择。

蛋类包括鸡蛋、鸭蛋、鹅蛋、鹌鹑蛋、鸽子蛋及其加工制品，蛋类的营养价值较高，推荐每天进食1个鸡蛋（50克左右）。吃鸡蛋不能丢弃蛋黄，蛋黄含有丰富的营养成分，如胆碱、卵磷脂、胆固醇、维生素A、叶黄素、锌、B族维生素等，对全人群都有健康益处。

（四）规律进餐，足量饮水

合理安排一日三餐，定时定量，不漏餐，每天吃早餐。规律进餐、饮食适度，不暴饮暴食、不偏食挑食、不过度节食。

水是膳食的重要组成部分，是一切生命活动必需的物质，饮水不足或过多都会对人体健康带来危害。饮水量主要受年龄、身体活动以及环境温度等因素的影响，足量饮水，少量多次。在温和气候条件下，低身体活动水平成年男性每天喝水

1 700 毫升、成年女性每天喝水 1 500 毫升。在高温或高身体活动水平的条件下，应相应增加饮水量。推荐喝白水，少喝或不喝含糖饮料，茶水也是较好的选择，不用饮料代替白水。

第 9 问 家庭生活中如何做到少盐、少油和少糖？

（一）少盐

长期盐摄入过多会增加患高血压、脑卒中、胃癌等疾病的风险。健康成年人一天食盐（包括酱油和其他食物中的食盐量）摄入量不宜超过 5 克。主要减盐措施包括如下几点。

1. 纠正过咸口味，可以使用醋、柠檬汁、香料、姜等调味品，提高菜肴鲜味。
2. 采取总量控制，使用限盐勺，按量放入菜肴。
3. 使用低钠盐、低钠酱油或限盐酱油，少放味精。
4. 少吃酱菜、腌制食品及其他过咸食品。
5. 少吃零食，学会看食品标签，拒绝高盐食品。

（二）少油

食用油是人体必需脂肪酸和维生素 E 的重要来源，有助于食物中脂溶性维生素的吸收和利用，但摄入过多会导致肥胖，增加糖尿病、高血压、高脂血症、动脉粥样硬化和冠心病等慢性病的发病风险。控制烹调用油，成年人每天烹调用油摄入量 25 ~ 30 克。主要减油措施包括如下几点。

1. 使用蒸、煮、炖、焖、拌等无油、少油的烹调方法。
2. 采取总量控制，使用控油壶，按量取用。
3. 少吃油炸食品，如炸鸡腿、炸薯条、炸鸡翅、油条、油饼等。

4. 不进食菜汤。

5. 少吃有“部分氢化植物油”“起酥油”“奶精”“植脂末”“人造奶油”标识的预包装食品。

（三）少糖

添加糖摄入过多会增加患龋齿、超重、肥胖的风险。每人每天添加糖摄入量不超过 50 克，最好控制在 25 克以下。主要减糖措施包括如下几点。

1. 多喝白开水，不喝或少喝含糖饮料。

2. 少吃甜食、点心。

3. 烹调食物时少放糖。

第 10 问 如何选择适合自己的体育健身活动？

大量研究成果证实，体育健身活动可以通过提高人体的心肺功能、肌肉力量、柔韧性、平衡性和反应能力，改善身体成分，从而达到增强体质、提高健康水平的效果。根据不同体育健身活动方式的运动特征，可以将体育健身活动项目归纳为有氧运动、力量练习、球类运动、中国传统运动方式、牵拉练习 5 大类。

（一）有氧运动

有氧运动是指人体在氧气供应充足条件下，全身主要肌肉群参与的节律性周期运动。进行有氧运动时，全身主要肌肉群参与工作，可以全面提高人体机能，是目前国内外最受欢迎的体育活动方式之一。有氧运动分为中等强度运动和大强度运动。中等运动强度主要包括健身走、慢跑（6 ~ 8km/h）、骑自行车（12 ~ 16km/h）、登山、爬楼梯、游泳等；大强度运动主要包括跑步（8km/h 以上）、骑自行车（16km/h 以上）等。中等强度的有氧运动节奏平稳，是中老年人最安全的体育活动方式之一。

人们在进行体育健身活动时，应将有氧运动作为基本的体育活动方式，以提高心肺功能、减轻体重、调节血压、改善血脂为主要目的的体育锻炼者，可首选有氧运动方式。

（二）力量练习

力量练习是指人体克服阻力，提高肌肉力量的运动方式。力量练习包括非器械力量练习和器械力量练习。非器械力量练习是指克服自身阻力的力量练习，包括俯卧撑、原地纵跳、仰卧起坐等；器械力量练习是指人体在各种力量练习器械上进行的力量练习。

力量练习可以提高肌肉力量、增加肌肉体积、发展肌肉耐力，促进骨骼发育和骨健康。青少年进行力量练习，可以明显改善自身体质，使身体更加强壮；成年以后，随着年龄的增长，力量练习可根据身体情况逐年增加；老年人进行力量练习，可以提高平衡能力，防止由于身体跌倒导致的各种意外伤害。

（三）球类运动

球类运动包括直接身体接触的球类运动和非直接身体接触的球类运动。前者包括篮球、足球、橄榄球、曲棍球、冰球等；后者包括排球、乒乓球、羽毛球、网球、门球、柔力球等。

球类运动的趣味性强，可通过比赛和对抗提高参与者的运动兴趣。球类运动具有一定的专项技术要求，需要良好的身体素质作为基础。经常参加球类运动可以提高机体的心肺功能、肌肉力量和反应能力，同时可调节心理状态，是青少年首选的体育活动项目。

（四）中国传统运动方式

中国传统运动方式包括武术、养生功法等。具体活动形式包括太极拳（剑）、木兰拳（剑）、武术套路、五禽戏、八段锦、易筋经、六字诀等。中国传统运动方式动作平缓，柔中带刚，强调意念与身体活动相结合，具有独特的健身养生效果，可以提高人体的心肺功能、平衡能力，改善神经系统功能，调节心理状态，且安全性好。

以提高身体平衡能力、柔韧性、协调性和改善心肺功能、调节心理状态为主要健身目的的人，特别是中老年人群，可以选择中国传统运动方式。

（五）牵拉练习

牵拉练习包括静力性牵拉练习和动力性牵拉练习。各种牵拉练习可以增加关节的活动幅度，提高运动技能，减少运动损伤。静力性牵拉包括正压腿、侧压腿、压肩等；动力性牵拉包括正踢腿、侧踢腿、甩腰等。初参加体育健身活动的人，应以静力性牵拉练习为主，随着柔韧性的提高，逐渐增加动力性牵拉练习内容。

第11问 体育健身活动时有哪些注意事项？

（一）要注意选择适合自己的运动强度

体育健身活动强度可划分为小强度、中等强度和大强度三个级别。

1. **小强度运动** 对身体的刺激作用较小，运动过程中心率一般不超过 100 次 /min，如散步等。

2. **中等强度运动** 对身体的刺激强度适中，运动过程中心率一般在 100 ~ 140 次 /min，如健步走、慢跑、骑自行车、太极拳、网球双打等。

3. **大强度运动** 对身体的刺激强度较大，可进一步提高健身效果。运动中心率超过 140 次 /min，如跑步、快速骑自行车、快节奏的健身操和快速爬山、快速登楼梯、网球单打等。

有良好运动习惯、体质好的人，可进行大强度、中等强度运动；具有一定运动习惯、体质较好的人，可采用中等强度运动；初期参加体育健身活动或体质较弱的人，可进行中等或小强度运动。体育锻炼者，在实施体育健身活动方案时，可根据自身情况，科学调整运动强度，以适应个体状况。

（二）要根据实际选择合适的体育健身活动时间

运动时间过短，提高身体机能效果甚微；而运动时间过长，则容易造成疲劳累积，并不会进一步增加健身效果。

对于经常参加体育锻炼的人，每天有效体育健身活动时间为 30 ~ 90 分钟。在参加体育健身活动的初期，运动时间可稍短；经过一段时间的体育健身活动，身体对运动产生适应后，可以延长运动时间。每天体育健身活动可集中一次进行，也可分开多次进行，每次体育健身活动时间应持续 10 分钟以上。

有体育健身活动习惯的人建议每周运动 3 ~ 7 天，每天进行 30 ~ 60 分钟的中等强度运动，或 20 ~ 25 分钟的大强度运动。为了取得理想的体育健身活动效果，每周应进行 150 分钟以上的中等强度运动，或 75 分钟以上的大强度运动。

如果有良好的运动习惯，且运动能力测试综合评价为良好以上的人，建议每周进行300分钟中等强度运动，或150分钟大强度运动，健身效果更佳。

（三）老年人或慢性病病人运动有讲究

老年人或慢性病病人运动前需要进行必要的健康检查和风险评估。要明确运动的适应证和禁忌证，确保运动环节的完整性，强化运动前的准备活动和运动后的整理拉伸。运动中，注意观察身体状况，根据身体情况适时调整运动强度和运动量。增加运动量应循序渐进，若运动中出现持续的不适症状，应立即停止活动，必要时及时就医。

第12问 如何预防出现运动损伤？

有相关统计表明，在球类运动项目中约有35%的人伴有运动损伤情况，健美操类运动损伤率为12%，武术类项目运动损伤率为16%。而在所有运动损伤案例中，关节扭伤占比为38%，擦伤占比为25%，挫伤占比为18%。

（一）预防运动损伤的方法

造成运动损伤的主要原因是运动前没有充分热身，运动时强度过大、动作过于激烈。因此，可以采取以下方法来预防运动损伤。

1. 选择适宜的运动，合理制定运动方案。应坚持循序渐进、因人而异的原则，依据自身年龄、体能、健康状况、性别等，提前评估运动对肌肉力量、肌肉弹性、心肺功能可能造成的影响，依据自身的技能选择合适的运动项目。疾病人群应在医生的指导下遵医嘱进行体育活动。

2. 运动时应穿着适宜运动的衣物鞋袜，注意运动场所和器械的安全使用。

3. 运动前应进行充分热身，并进行拉伸。准备活动中的前期运动能够有效唤醒肌肉，增加肌肉内的毛细血管开放量，使肌肉更灵活、具有弹性，甚至可拉伸韧带，使身体各个关节腔体内滑液变多，从而有效预防关节、肌肉处的运动损伤。

4. 运动中应按相关要求进行，尽量做到动作规范，进行有潜在风险或可能导致摔倒的动作时应注意运动保护。一是运动过程中留有放松时间。每组练习结束后，应适当放松身体，以此缓解肌肉疲劳，避免局部负担持续加重。二是避免身体局部受力过重。运动量大、运动持续集中在同一部位易引起运动损伤。例如，半蹲、青蛙跳等动作容易引起膝关节受损，需避免长时间进行上述动作。

5. 运动后进行整理运动，应包括静态拉伸动作。

（二）运动损伤的处理

1. **早期处理**　运动损伤后的48小时内，若损伤部位伴有红肿、出血、身体功能受损等情况，表示伤者为急性运动损伤。处理方法包括冷敷、加压包扎、固定损伤部位等。首先，用冰块、冷毛巾、冰袋等冷敷损伤部位，随后内服或外敷消炎、止痛的药物。若缺少上述冷敷物品，无出血情况下损伤患处可用冷水冲洗。其次，冷敷后，将医用棉花、干净的海绵放置在创口处，缠绕布条、绷带后适当加压包扎。包扎后在8小时内松开布条或绷带。最后，可在肢体下方放置垫用的物品，抬高患肢。

2. **中期处理**　运动损伤48小时后，待创伤部位的炎症、出血情况好转，可通过物理、药物治疗的方式处理损伤处。热敷时可直接使用热水袋外敷患处，需注意避免烫伤，热敷后轻轻按摩肿胀部位。

3. **后期处理** 运动损伤后期处理时，创口多处于修复阶段，所以在治疗时以物理治疗、康复训练为主。

第13问 怎么样科学减重？

首先，我们要确定是否需要减重，一个人的体重是否正常，可用体重指数（BMI）来判断，计算公式为：BMI=体重（kg）/身高（m）^{2}。成人的正常体重，体重指数在18.5～24kg/m^2，如果不在这个区间范围，就需要有针对性地进行干预。体重过高和过低都是不健康的表现，易患多种疾病，缩短寿命。超重、肥胖可增加患高血压、脑卒中、心脏病、癌症、糖尿病的风险。肥胖者更易患骨关节病、脂肪肝、胆石症、高尿酸血症（引发痛风）、内分泌紊乱、心理障碍等多种疾患。体重过低可能影响未成年人身体和智力的发育，影响成年人体质，还与免疫力低下、月经不调或闭经、骨质疏松、贫血、抑郁等病症有关。那么，如果体重超重了，我们该如何减重呢？

（一）做到吃动两平衡，即“管住嘴、迈开腿”

进食量和运动量是保持健康体重的两个主要因素，食物提供能量，运动消耗能量。如果进食量过大而运动量不足，多余的能量就会在体内以脂肪的形式积存下来，增加体重，造成超重或肥胖。相反，若进食量不足，可能由于能量不足引起体重过低或消瘦。

"管住嘴"并不意味着不能享受美食，关键是不宜顿顿吃到十分饱，更不能肚子撑了才"撂筷"。同时避免这顿饭吃多了，下顿饭少吃点的情况。当饮食摄入稍多时，更好的办法是通过增加运动平衡能量摄入与消耗，保持健康体重。

"迈开腿"就是积极养成多动的生活习惯，运动要多样化，把生活、娱乐、工作与运动锻炼相结合，将身体活动融入日常生活中。例如，上下班路上多步行、多骑车，少开车；工作时少乘电梯多走楼梯，时常做伸展运动，减少久坐；居家时间多做家务、多散步，减少看电视、手机和其他电子屏幕的时间。

（二）正确树立减重目标

超重、肥胖者制定的减重目标不宜过高过快，应追求稳步而持久的减重效果。通过减少脂肪类能量摄入，增加运动时间和强度，同时做好饮食和运动记录，以利于长期坚持。

此外，儿童超重、肥胖可通过饮食控制、行为修正和运动指导相结合的方式干预。饮食控制目的在于降低能量摄入，不宜过度节食。老年人减重应量力而行、适度运动，建议每周坚持至少进行 3 次平衡能力锻炼和预防跌倒能力的活动，适量进行增加肌肉力量训练。

第 14 问　如何拥有健康的口腔？

口腔健康是全身健康的重要组成部分。2007 年，世界卫生组织提出口腔疾病是一个严重的公共卫生问题。口腔健康包括：无口腔颌面部慢性疼痛、无口咽癌、无口腔溃疡、无先天性缺陷（如唇腭裂）、无牙周（牙龈）疾病、无龋病、无牙齿丧失以及影响口腔健康的其他疾病和功能紊乱。

全国口腔健康流行病学调查显示，龋病（俗称“虫牙”或“蛀牙”）和牙周疾病（包括牙龈炎和牙周炎）是危害我国居民口腔健康最常见的两种疾病，主要是由牙菌斑引起。因此，通过自我口腔护理和专业口腔保健清除牙菌斑是维护口腔健康的基础。

（一）早晚刷牙、饭后漱口

刷牙能去除牙菌斑、软垢和食物残渣，保持口腔卫生，维护牙齿和牙周组织健康。牙菌斑可以在清洁后的数小时重新附着在牙面上，不断形成，特别是夜间入睡后，唾液分泌减少，口腔自洁作用差，细菌更容易生长。因此，每天至少要刷牙两次，晚上睡前刷牙更重要。刷牙的同时配合舌刷清洁舌背部能明显改善口腔异味。饭后漱口可去除口腔内的食物残渣，保持口腔清洁。

提倡用水平颤动拂刷法刷牙，具体操作要领为：①手持牙刷刷柄，先将刷头放置于口腔内一侧的后牙牙颈部，刷毛与牙长轴大约呈45°，刷毛指向牙根方向（上颌牙向上，下颌牙向下），轻微加压，使刷毛部分进入牙龈沟内，部分置于牙龈上；②以2～3颗牙为一组开始刷牙，用短距离水平颤动的往返动作在同一个部位至少刷10次，然后将牙刷向牙冠方向转动，继续拂刷牙齿的唇（颊）舌（腭）面；③刷完第一个部位之后，将牙刷移至下一组2～3颗牙的位置重新放置，注意与第一个部位保持有重叠的区域，继续进行下一个部位的刷牙；④刷上前牙舌面时，将刷头竖放在牙面上，使前部刷毛接触龈缘，自上而下拂刷。刷下前牙舌面时，自下而上拂刷；⑤刷咬合面时，刷毛指向咬合面，稍用力做前后短距离来回刷。

一定做到一人一刷一口杯，以预防疾病传播。若一家人共用一把牙刷和一个漱口杯，可能会引起交叉感染。

（二）提倡选用牙线或牙间刷辅助清洁牙间隙

牙齿与牙齿之间的间隙称为邻间隙或牙间隙，非常容易滞留菌斑和软垢。刷牙时牙刷刷毛不能完全伸及牙间隙，配合使用牙线或牙间刷等帮助清洁牙间隙，可以达到彻底清洁牙齿的目的。牙线有助于邻面间隙或牙龈乳头处的清洁，特别对平的或凸的牙面最合适。牙间刷适用于牙龈退缩和牙根外露的病人，使用时应注意，若龈乳头无退缩、插入有困难时，不要勉强进入，以免损伤牙龈。

（三）提倡使用含氟牙膏预防龋病

含氟牙膏有明显的防龋效果，其在世界范围内的广泛应用，是龋病发病率大幅下降的主要原因之一。使用含氟牙膏刷牙是安全、有效的防龋措施，特别适合于有患龋倾向的儿童和老年人使用。但应该注意的是，牙膏不能替代药物，只能预防口腔疾病，不能治疗口腔疾病，出现口腔疾病还是应该及时就医治疗。

（四）科学吃糖，少喝碳酸饮料

糖是公认引起龋病的危险因素，尤其是蔗糖，其次为葡萄糖和淀粉。如果经常摄入过量的含糖甜食或频繁饮用碳酸饮料，会导致牙齿脱矿，引发龋病或牙齿敏感。因此，提倡科学吃糖非常重要。应尽量减少每天吃糖的次数，避免过多饮用碳酸饮料，进食后用清水漱口，晚上睡前刷牙后不再进食。

（五）每年至少进行一次口腔健康检查

龋病和牙周病等口腔疾病往往发展缓慢。早期多无明显症状，通常不易察觉，等到出现疼痛等不适症状时可能已经到了疾病的中晚期，治疗起来不仅复杂，病人也会承受更大的痛苦和更多的费用，治疗效果可能不尽如人意。因此，定期进行口腔健康检查，以便及时发现口腔疾病并进行治疗。

（六）提倡每年洁牙（洗牙）一次

牙菌斑、食物残渣和软垢在牙面上附着沉积，与唾液中的矿物质结合，逐渐钙化形成牙石。牙石表面粗糙，刺激牙龈，促进新的牙菌斑粘附，是引起牙周疾病的重要诱因。自我口腔护理只能清除牙菌斑，不能去除牙石，因此，需要定期到医院由口腔科医生进行洁牙，最好每年进行一次洁牙。

（七）口腔出现不适、疼痛、牙龈出血、异味等症状应及时就诊

口腔疾病可表现为疼痛或不适的症状，如龋病常表现为遇冷热刺激不适、咬物不适或疼痛；牙髓炎会发生剧烈的自发痛、夜间痛；牙龈炎早期会在刷牙或咬硬物时出现牙龈出血；口腔溃疡伴有患处触碰引发疼痛的感觉；敏感的牙齿在遇到冷、热、酸、甜等刺激时，出现短暂而尖锐的疼痛。出现口腔异味、口臭，80%～90%是由口腔问题所致，主要是由于口腔内的厌氧菌通过腐败消化口腔内的滞留物质产生挥发性硫化物导致的。发生以上情况应尽快去具备执业资质的口腔医疗机构诊治。

（八）及时修复缺失牙齿

牙齿缺失易发生咀嚼困难、食物嵌塞、对牙伸长、邻牙倾斜等问题。前牙缺失还会影响发音和面部形态，全口牙丧失会导致咀嚼十分困难，面容明显苍老。因此，不论失牙多少，都应及时进行义齿修复。

第15问 中老年人如何预防骨质疏松症?

骨质疏松症，俗称“骨质疏松”，是中老年人常见的一种全身性骨骼疾病，主要特征是骨矿物质含量低下、骨结构破坏、骨强度降低和易发生骨折。疼痛、驼背、身高降低和骨折是骨质疏松症的主要表现。骨折通常在日常负重、活动、弯腰或跌倒后发生，常见的部位是腰背部、髋部和手臂，骨折及其并发症严重影响老年人的生活质量。骨质疏松症是可防可治的慢性病。各个年龄阶段的人群都应注重骨质疏松症的预防，其中绝经期后的女性及中老年人是骨质疏松症的高发人群。婴幼儿和年轻人的生活方式与成年后骨质疏松症的发生有密切联系。人体骨骼中的矿物含量在30岁左右达到最高峰值骨量。峰值骨量越高，相当于人体中“骨矿银行”的储备越多，老年时发生骨质疏松症的时间越晚，症状与程度也越轻。我们可以采取以下措施预防骨质疏松症。

（一）均衡饮食促进钙吸收

钙是决定骨骼健康的关键元素，饮食习惯与钙的吸收密切相关。选择富含钙、低盐和适量蛋白质的均衡饮食对预防骨质疏松症有益，如奶制品、豆制品、坚果、蛋类、瘦肉等。

（二）日光照射促进维生素D的生成

充足的光照如日光浴会促进维生素D的生成，维生素D对钙质吸收起到关键作用。如天气允许，建议每天至少进行20分钟的日照，提倡中速步行、跑步、骑行等多种户外运动形式。

（三）坚持运动

正常的骨密度和骨强度需要不断地进行运动刺激，缺乏运动会造成骨量丢失。体育锻炼对于防止骨质疏松症具有积极作用，适度的负重运动可以让身体获得并保持最大的骨强度。

（四）改变不良生活习惯

吸烟和过度饮酒等不良习惯会增加骨质疏松症的风险。慎用可能影响骨代谢的药物。

（五）定期体检

老年人应定期进行骨质疏松风险评估和骨密度检测，以便及早发现骨质疏松。一旦确诊，应在医务人员指导下规范、积极治疗，并重视预防跌倒。

高龄、低体重女性尤其需要注意预防骨质疏松症。此外，缺乏运动和光照是中青年人骨质疏松症的危险因素。

以下问题可以帮助进行骨质疏松症高危情况的自我检测，任何一项回答为“是”者，则为高危人群，应当到骨质疏松专科门诊就诊，早诊断、早预防、早治疗。

你是否曾经因为轻微的碰撞或者跌倒伤到自己的骨骼？

你连续3个月以上服用激素类药品吗？

你的身高是否比年轻时降低了3厘米？

你经常过度饮酒吗？（每天饮酒2次，或一周中只有1～2天不饮酒）

你每天吸烟超过20支吗？

你经常腹泻吗？（由于腹腔疾病或者肠炎而引起）

父母有没有轻微碰撞或跌倒就会发生髋部骨折的情况？

女士回答：

你是否在45岁之前就绝经了？

你是否曾经有过连续12个月以上没有月经（除了怀孕期间）？

男士回答：

你是否患有阳痿或者缺乏性欲这些症状？

第16问 烟草对我们的健康有哪些危害？

众多科学证据表明，吸烟和二手烟暴露（被动吸烟）严重危害人类健康。有统计推测，吸烟者中预计会有一半因吸烟而提前死亡，他们的平均寿命比不吸烟者缩短至少10年。烟草流行状况和流行趋势，已经成为政府和公众高度关注的重大健康与社会问题。烟草对我们的健康有哪些危害？很多人存在认知不足的问题。

1. 烟草燃烧所产生的烟雾，其中至少含有69种致癌物质，吸烟可以导致多种恶性肿瘤，包括但不限于肺癌、口腔癌、鼻咽癌、喉癌、食管癌、胃癌、肝癌、胰腺癌、肾癌、膀胱癌、宫颈癌、结肠癌、直肠癌、乳腺癌和急性白血病等。

2. 吸烟不仅导致慢性阻塞性肺疾病（俗称“慢阻肺”）和青少年哮喘，还增加了呼吸道感染的发病风险。此外，吸烟可以增加肺结核患病并因此死亡的风险。

3. 吸烟可以导致冠心病、脑卒中和外周动脉疾病，增加2型糖尿病及其并发症的发生风险。

4. 吸烟可以导致牙周炎、白内障、手术后伤口愈合不良、皮肤老化、阿尔茨海默病、绝经后女性骨密度降低和消化道溃疡。男性吸烟可以导致勃起功能障碍。女性吸烟可以导致受孕概率降低、流产、死胎、早产、婴儿低出生体重，增加婴儿猝死综合征的风险。

5. 烟草制品中的尼古丁可导致烟草依赖，这种依赖状态是一种慢性成瘾性疾病。

不存在无害的烟草制品，只要吸烟即有害健康。“低焦油卷烟”“中草药卷烟”不能减少吸烟带来的危害，反而容易诱导吸烟，影响戒烟。

那么，我们应该怎么做呢？

戒烟是降低吸烟危害的唯一方法！戒烟越早越好，任何年龄均可获益。戒烟可以显著降低吸烟者肺癌、冠心病、慢阻肺等多种疾病的发病和死亡风险，延缓上述疾病的进展，并改善预后。吸烟的女性在妊娠前或妊娠早期戒烟，可以降低早产、胎儿生长受限、新生儿低出生体重等多种问题的发生风险。吸烟者在戒烟过程中可能出现不适症状，必要时可依靠专业化的戒烟治疗。吸烟者应当积极戒烟，本人的戒烟意愿是成功戒烟的基础，戒烟门诊可向吸烟者提供专业戒烟治疗。

第 17 问　为什么要在公共场所控烟？

吸烟者除了自己吸入烟草烟雾外，还会将烟雾释放到空气中，形成二手烟。当空气受到烟草烟雾污染时，所有身处其中的人都会吸入烟雾，吸入或接触二手烟称为二手烟暴露。

二手烟暴露可以增加肺癌、冠心病、脑卒中、乳腺癌、鼻窦癌等多种疾病患病风险。二手烟暴露可以导致成年人急慢性呼吸道症状、肺功能下降、支气管哮喘和慢性阻塞性肺疾病。孕妇暴露于二手烟环境可以导致婴儿出生体重降低、婴儿猝死综合征、早产、新生儿神经管畸形和唇腭裂。二手烟暴露可导致儿童支气管哮喘、肺功能下降和中耳炎。

二手烟暴露没有安全水平，在室内设置吸烟区（室）、安装通风换气设施等均不能避免二手烟暴露的危害，室内完全禁止吸烟是避免危害的唯一有效方法。因此，必须要在公共场所进行控烟，吸烟者应当尊重他人的健康权益，不在公共场所吸烟。

第 18 问　常用的中医养生保健方法有哪些？

中医养生的理念是顺应自然、阴阳平衡、因人而异，情志、饮食、起居、运动是中医养生的四大基石。常用的养生保健简易方法包括如下几种。

1. **叩齿法**　每天清晨睡醒之时，把牙齿上下叩合，先叩臼齿 30 次，再叩前齿 30 次，有助于牙齿坚固。

2. **闭口调息法**　经常闭口调整呼吸，保持呼吸的均匀、和缓。

3. **咽津法**　每日清晨，用舌头抵住上腭，或用舌尖舔动上腭，等唾液满口时，分数次咽下，有助于消化。

4. **搓面法**　每天清晨搓热双手，以中指沿鼻部两侧自下而上，到额部两手向两侧分开，经颊而下，可反复 10 余次，至面部轻轻发热为度，可以使面部红润光泽，消除疲劳。

5. **梳发**　用双手十指插入发间，用手指梳头，从前到后按搓头部，每次梳头50～100次，有助于疏通气血，清醒头脑。

6. **运目法** 将眼球自左至右转动10余次，再自右至左转动10余次，然后闭目休息片刻，每日可做4～5次，可以清肝明目。

7. **凝耳法** 两手掩耳，低头、仰头5～7次，可使头脑清净，驱除杂念。

8. **提气法** 在吸气时，稍用力提肛门连同会阴上升，稍后，再缓缓呼气放下，每日可做5～7次，有利于气的运行。

9. **摩腹法** 每次饭后，用掌心在以肚脐为中心的腹部顺时针方向按摩30次左右，可帮助消化，消除腹胀。

10. **足心按摩法** 睡前，以拇指顺时针方向按摩足心100次，有强腰固肾的作用。

第19问 什么是文明健康绿色环保的生活方式？

文明健康绿色环保生活方式涵盖了四个核心方面，旨在促进个人健康、社会文明与环境保护的和谐共生。具体而言包括如下几个方面。

（一）讲文明

树立文明卫生意识，养成勤洗手、常通风、不随地吐痰、不乱扔垃圾、公共场所不吸烟、定期开展卫生大扫除、保持社交距离、注重咳嗽礼仪、科学佩戴口罩等良好习惯，倡导餐桌文明，推广分餐公筷。

（二）铸健康

培养自主自律的生活方式，注重合理膳食，食物多样搭配，少油、少盐、少糖，拒食野生动物。坚持适量运动，保持健康体重。及早戒烟，远离二手烟，少饮酒、不酗酒。重视心理健康，保持平和心态，及时调节负面情绪，积极乐观热爱生活。生活规律，充足睡眠。看病网上预约，定期体检，及时就医。

（三）守绿色

尊重自然、顺应自然、保护自然，倡导低碳、循环、可持续的生产生活方式，自觉践行绿色生活。增强主人翁意识，主动参与社区和房前屋后绿化美化净化，打造绿色整洁人居环境。

（四）重环保

推行垃圾分类，绿色低碳出行。增强节约意识、环保意识和生态意识，争做生态环境的保护者、建设者。践行简约适度生活，树立爱粮节粮等意识，拒绝“舌尖上的浪费”。保护野生动物，拒绝购买野生动物制品。更多使用环保用品，减少一次性餐具和塑料产品使用。

第三章
市容环卫

第20问　对于垃圾分类我们应该怎么做?

根据国家统计局发布的数据，2014 年至 2022 年我国城市生活垃圾清运总量从 17 860.2 万吨增长至 24 444.7 万吨，相当于日均清运量从 49 万吨增长到 67 万吨，增幅达 36.7%，这种增长趋势说明了我们的生活垃圾生产量增长迅速。

生活垃圾会对我们的生活造成不利影响。生活垃圾是一种成分复杂的混合物，会产生恶臭，并向大气释放出大量的氨、硫化物等污染物，其中含有机挥发气体达 100 多种，这些释放物中含有许多致癌、致畸物。在垃圾堆放或填坑过程中还会产生大量的酸性和碱性有机污染物，垃圾中的有害成分经雨水冲入地面和水体，会污染土壤和水体。大量生活垃圾乱堆乱放、处理不及时，影响市容市貌的同时，也会成为蚊蝇鼠蟑等虫媒的滋生地，成为传染病的根源。因此，推行生活垃圾分类、减量化和资源化是应对日益增长的垃圾产量和环境状况恶化的有效处理方式。

垃圾分类就是按一定的标准将垃圾分成不同种类进行分类投放、收集、运输和处理的行为。我们日常产生的生活垃圾分类按四分法分类。

（一）有害垃圾

指含有对人体健康或自然环境有害的物质，需要特殊安全处理的生活垃圾。

主要包括过期药品、水银温度计、水银血压计、废杀虫剂及其包装物、消毒剂及其包装物、废油漆和溶剂及其包装物、废矿物油及其包装物、废荧光灯管（包括日光灯、节能灯，不包括LED灯管）、废电池（包括充电电池、纽扣电池、镍镉电池、铅蓄电池和氧化汞电池）以及电子类危险废物、家用化学品等。

（二）可回收物

指生活垃圾中具备回收后经过加工可以成为生产原料或者可以资源再利用价值的物品，主要包括废纸类、废塑料类、废玻璃类、废金属类、废电器电子产品、废旧织物类及其他大件垃圾。

（三）厨余垃圾

指家庭、食堂、餐馆、农贸市场等产生的易腐烂的、含有机质的生活垃圾，包括菜帮菜叶、剩菜剩饭、瓜果皮核、废弃食物、废弃油脂，还有家庭产生的树枝、碎草、落叶、花卉等。

（四）其他垃圾

指除上述三类垃圾之外的其他生活垃圾，包括砖瓦陶瓷、渣土、卫生间废纸、瓷器碎片、动物排泄物、一次性用品等难以回收的废弃物。

日常生活中，我们在对生活垃圾进行处理的时候，可以按照“四步骤”进行分类。

第一步：是不是有毒有害？

第二步：是不是可回收物？

第三步：是不是易腐烂发酵发臭？

第四步：剩下的都是其他垃圾？

2020年国家住房城乡建设部等十二个部门联合印发的《关于进一步推进生活垃圾分类工作的若干意见》对垃圾分类工作提出了具体要求。个人要主动树立垃圾分类的意识，学习掌握有害垃圾、可回收垃圾、厨余垃圾和其他垃圾的分类要求，并按照要求自觉落实分类投放，从源头为垃圾分类工作作出我们的贡献。

第21问 为什么不能露天焚烧生活垃圾？

当前，生活垃圾的处理方式主要有卫生填埋、垃圾焚烧厂焚烧和堆肥，其中垃圾焚烧厂焚烧为处理垃圾的首选方式。据调查，一些发达国家和地区70%～90%的生活垃圾均为焚烧处理。

首先，垃圾焚烧产生的二噁英等有害气体会对健康造成影响。垃圾焚烧产生的烟雾中通常含有二氧化硫、二氧化氮、盐酸、一氧化碳、烟尘和二噁英等有害气体，会对健康造成影响。

其次，垃圾焚烧厂经历了数次技术迭代，目前生活垃圾焚烧厂的污染物浓度已经能控制在很低水平，对人体健康造成的影响已经控制到很小的程度，是当前处理垃圾的理想选择。

相比之下，露天焚烧垃圾产生更多且浓度更高的有害物质。美国环保署曾对比家庭露天焚烧混合垃圾、分类垃圾和现代化焚烧炉的排放。研究发现，露天焚烧垃圾向大气排放的有害污染物至少有20种，包括人们熟知的苯、丙酮、多环芳烃、氯苯、二噁英、呋喃、多氯联苯和挥发性有机化合物等。露天垃圾焚烧往往是不完全燃烧，这增加了二噁英的产生，其排放量是现代化垃圾焚烧炉所排放二噁英的2 000 ~ 3 000倍。甚至一个家庭的垃圾露天焚烧产生的有害物相当于一个正规的垃圾焚烧厂！当温度在600 ~ 900℃且供氧不足时，有机化合物容易生成多环芳烃，其中许多具有致癌作用，如3,4-苯并芘。焚烧所产生的灰渣中也含有二噁英类污染物及重金属，如铅和铬。

生活中自行焚烧垃圾和垃圾处理厂焚烧垃圾有着本质的区别，后者采用高温焚化炉，垃圾焚烧充分彻底，焚烧后的废气和残渣通过专门的处理才进行排放。据测算，每吨垃圾焚烧后会产生约5 000立方米废气，并留下不少有毒灰渣。生活中随意焚烧垃圾，只是把部分污染物由固态转化成气态，是一种污染转移行为。

第22问　厨余垃圾对我们健康有什么影响？

厨余垃圾是生活垃圾中的一类，据统计目前我国厨余垃圾的产生量约占生活垃圾总量的50%。包括家庭厨余垃圾、餐厨垃圾和其他厨余垃圾。家庭厨余垃圾主要是居民日常生活中的剩余食物、丢弃的瓜果皮等；餐厨垃圾主要是食堂、餐厅、饭店等场所产生的剩余食物以及食物制作过程中产生的果皮、菜叶等废弃物；其他厨余垃圾包括农贸市场、农副产品批发市场等经营场所产生的瓜果蔬菜、腐肉、碎骨等废弃物。

厨余垃圾具有高含水量、高脂肪量、高有机物含量和高盐度等特点，清理不及时或者处理不到位，将对人们的健康造成危害。

1. **直接危害** 厨余垃圾具有高含水率、高有机含量等特性，因此极易发生腐败产生臭气，污染空气，同时还易滋生寄生虫、病原微生物和霉菌毒素等有害物质，给人们的生活带来诸多烦恼和困扰，影响人们的生活环境和身心健康。

另外，如果厨余垃圾处理不规范，一些不法分子为了牟取暴利，会将废弃食用油脂加工成劣质食用油，如“潲水油”“地沟油”。这种非法提炼的“地沟油”中含有大量危害健康的物质，加工生产的食品含有大量对人体有害的苯类成分及致癌物质，长期食用可增加多种癌症的发生风险，对人们健康危害极大。

2. **间接危害** 厨余垃圾一般以剩余食物、丢弃的瓜果、丢弃的菜茎菜叶、碎骨、腐肉等垃圾为主，如果随意丢弃或者处理不及时、不彻底，将成为苍蝇、老鼠、蟑螂等虫媒的滋生场所，而这些虫媒是很多传染病的主要传播媒介，最终影响人们的健康。如苍蝇可以传播蛔虫和弓形虫等寄生虫，食用被苍蝇污染的食物可能会引发食物中毒，导致腹泻、呕吐等消化道症状；蟑螂的体表和粪便中携带着致病微生物，通过接触食物和水源传播给人类并引发疾病。

由于餐厨垃圾中含油量过高，动物性蛋白质偏多，易腐败、易变霉，且成分复杂。其中有一些像聚氯、聚苯等不易分解吸收的化学物质，另一些像沙门氏菌、志贺氏菌、金黄色葡萄球菌和结核分枝杆菌等有强烈感染性的致病菌。而餐厨垃圾被畜禽养殖户收运后，若未经消毒、灭菌等无害化处理直接作为饲养畜禽的饲料，容易引起畜禽感染病毒，再通过食物链的传递，对人的健康造成严重危害。

此外，厨余垃圾的处理不规范也会造成环境污染。厨余垃圾焚烧过程中易产生二噁英等有害气体，而填埋方式容易造成土壤和地下水污染。若与其他生活垃圾直接混合填埋，会在高压和微生物的作用下形成渗滤液，一旦渗滤液渗漏出来，就会对水源及土壤产生二次污染。

因此，在生活中每个家庭、餐饮单位以及农副产品市场等，作为厨余垃圾的主要产生主体，要尽可能减少厨余垃圾的产生，减少浪费；要自觉落实垃圾分类的要求，规范收集厨余垃圾，不得直接排入公共水域、厕所、市政管道或混入其他垃圾，按照要求规范转运和处理，尽可能减少厨余垃圾对我们的健康危害。同时，我们要积极履行监督职责，若发现厨余垃圾乱泼乱倒或厨余垃圾的收集、处理存在违规违法行为时要及时投诉举报，共同维护环境与健康。

第 23 问　废品回收站为什么不能露天堆放垃圾？

废品回收站是我们生活中常见的场所，给我们的生活提供了便利。当家中有废弃的纸箱、塑料制品、旧家电等物品时，我们可以把它们送到附近的废品回收站进行回收处理，同时还能获得一些“收益”。那么，废品回收站在给我们生活提供便利的同时，对我们的生活有没有健康影响呢？答案是“有”。

《再生资源回收体系建设规范》（GB/T 37515—2019）规

定，废品回收必须持证经营。从事再生资源回收经营活动者，必须符合工商行政管理登记条件，在工商部门注册登记后，方可从事经营活动，并按照经营许可范围从事废品回收工作。废品回收站选址距离生活饮用水源不得少于30米。站内地面应做硬化处理，达到无渗、无漏、无积水的环保卫生要求。废品回收站的面积不应小于30平方米，须有固定厂房，杜绝露天堆放，并做到统一管理、统一标准、统一品牌和统一标识。站内废旧物资应分类分区堆放整齐，定期消杀。废品进场入室（含覆盖），不同种类的废品分类密闭专区储存。

废品不能露天堆放，主要是基于两个方面的原因。

（一）影响市容市貌

生活中经常可见废品回收站出店占道经营、占道装卸、废品乱堆乱放的问题，影响行人的正常通行和城市容貌，成为城市管理执法的一大难题。

（二）影响健康

1. **废水气、噪声危害** 废品回收站收集了废旧金属、报废电子产品、报废机电设备及其零部件等，清洗后的废水如果没有规范收集处理，其中的有毒物质如汞等就会渗入到土壤甚至地下水，对人体健康产生危害。同时，废品回收站如果存在搅碎、切割等工序，将会产生颗粒物的排放，周边人群吸入后会对健康产生影响。此外，切割产生的噪声污染对人体健康也会有负面影响。

2. **病媒滋生** 废品露天乱堆乱放很容易成为蚊蝇鼠蟑的滋生地。雨天时废品无遮挡遮盖，盆盆罐罐、废旧轮胎等都有可能形成小型的积水容器，积水清理不及时将容易滋生蚊虫。

由于不具备相应处理设施和能力，存在安全隐患，当前废品回收站不能回收的废品有哪些？

1. **危险废物** 指含有有毒、有害物质的废弃物品，例如废弃的药物、农药、染料、颜料、油漆、胶片及相纸等。

2. **医疗废物** 如医疗器械、医药包装以及医用注射器等医疗废弃物。

3. **爆炸品和易燃品** 如火药、炸药以及煤气罐等易燃易爆物品。

4. **有害电子废弃物** 如废旧电池和废弃电子产品中的有害物质。

为加强对废品回收的规范化处理，着力解决废品回收过程中可能产生的健康问题。在规划、建设、运营等方面，国家加强生活垃圾分类收集体系和再生资源回收体系，推进生活垃圾分类网点和再生资源回收网点“两网融合”。由有回收处理资质的公司设置“两网融合点”，在垃圾分类投放的初始阶段，让再生资源从源头分类投放到末端处置形成完整、规范的处理体系。

第24问 “小厕所 大民生”是什么意思？

有统计表明，人的一生中约有3年的时间是在卫生间即厕所里度过的。很多人不知道，厕所其实是衡量文明的重要标志，厕所卫生状况直接关系到人民群众的健康和环境质量。2018年，根据党中央国务院的部署安排，在全国范围内集中开展“厕所革命”，通过“厕所”这一群众身边的“小切口”

着手解决影响群众健康的“大问题”。

（一）厕所对于环境卫生的意义

在实施“厕所革命”之前，我国农村大多数厕所是简易的“旱厕”，缺乏冲水设备；化粪池未密闭，长期暴露于空气中，会散发恶臭、滋生蝇蛆、污染环境。城市里，公共厕所数量不够；部分厕所管理落实不够，设施损坏，异味大等问题同样有待解决。“厕所革命”的开展，推动农村地区卫生厕所建设，加强粪污处理；强化城镇公共厕所基础设施，实现免费开放；落实粪污管理，有效改善了城乡环境卫生面貌。

（二）厕所对于预防疾病的意义

粪便中有许多影响人体健康的病原体，包括细菌、病毒和寄生虫卵等。如果粪便未经有效的无害化处理，这些病原体极易通过污染食物和饮用水，或者通过手、口等多种途径进入人体而致病，包括痢疾、伤寒、副伤寒、霍乱以及病毒性肝炎等肠道传染病，以及血吸虫、蛔虫、囊虫等寄生虫病。通过开展“厕所革命”，特别是在农村地区开展卫生厕所改建，强化粪污无害化处理，从源头控制上述疾病的传播，同时改变不良卫生观念、行为和习惯，养成健康生活方式。

（三）文明卫生行为的养成

随着“厕所革命”的深入，公共厕所的采光、通风、供排水以及标志符合要求，日常管理落实专人管理，达到“四净三无两通一明”，“四净”即地面净、墙壁净、厕位净、周边净，“三无”即无溢流、无蚊蝇、无臭味，“两通”即通水、通电，“一明”即灯明。同时，为了保障不同人群的权益，公共厕所还增加了第三卫生间、无障碍通道等设施建设。干净卫生的厕所不仅使人身心舒畅，还可以充分保护个人隐私。另外，可以满足化妆、更衣以及特殊人群（如孕产妇、儿童、行动不便等需要特殊关照人群）的特殊需求。

（四）个人在维护厕所卫生中的责任

使用卫生厕所时，我们应该做到以下几点。

1. 保证厕所室内干净整洁，确保便器的卫生，无粪迹、尿迹、痰迹和蝇蛆等。避免尿迹及粪迹产生臭气、滋生蝇蛆。
2. 保持厕所室内空气流通，避免产生异味。
3. 设施和工具摆放有序，干净整洁。

当使用公厕时候，我们应该做到以下几点。

1. 小便入池，大便入坑，用过的纸巾要放入纸篓，便后及时冲水，避免粪便暴露，产生难闻气味，滋生蝇蛆。
2. 不乱倒污水，不乱扔垃圾，不随地吐痰，把垃圾杂物扔进垃圾桶内，保持厕所清洁。
3. 爱护厕所内公共设施，不故意损坏设施、不乱贴乱画。
4. 不在公共厕所内吸烟。

第 25 问　为什么要禁售超薄塑料袋?

超薄塑料袋通常指的是单层膜厚度小于 0.025 毫米的塑料袋，以前为我们在农贸市场或超市购物时带来了很大的便捷，是我们日常工作生活中常见的一种物品。但是，为什么要禁止使用超薄塑料袋呢？主要是基于环境保护和健康的原因。

超薄塑料袋主要是由聚乙烯或者聚氯乙烯制成的，而聚氯乙烯是从石油或煤炭中提取的一种化学石油产品，含有毒性，是“白色污染”的重要来源之一。“白色污染”是人们对塑料垃圾污染现象的一种形象的称呼，它是指用聚苯乙烯、聚丙烯、聚氯乙烯等高分子化合物制成的各类生活塑料制品。废塑料在自然条件下不易降解，在土壤中的降解时间需200年甚至更长时间。此外，废塑料在降解的过程中会污染土壤和空气，造成长期潜在的生态环境问题。

超薄塑料袋的危害主要表现在以下几个方面。

1. **来源不安全** 所谓“超薄”，基本是由“废塑料”回收加工制成，这种“废塑料”材质复杂，大多是由废旧塑料、工业废弃物，甚至是医疗机构丢弃的塑料垃圾未经消毒处理再生而成，本身含有多种病毒细菌和致癌物，而生产过程中又会添加增塑剂、滑石粉和染色剂等多种化学添加剂，生产出来的基本就是“毒塑料”。根据《国务院办公厅关于限制生产销售使用塑料购物袋的通知》（国办发〔2007〕72号），超薄塑料袋被列入淘汰类产业目录。因此，生产超薄塑料袋的厂家基本都是一些没有任何资质的企业或者小作坊，存在较大的安全隐患。

2. **使用不安全** 在我们的生活中，使用这种超薄塑料袋，特别是来源不明的塑料袋，食物一旦与其接触就会被“毒素”污染，如果装“热”的食物，会将袋子本身含有的有毒物质成倍释放出来，如苯并芘（诱发致癌）、增塑剂（诱发心血管疾病和癌症）、邻苯二甲酸盐（增加患糖尿病的风险）、聚氯乙烯（引起血液系统疾病）和工业碳酸钙（导致胆肾结石）等，污染我们的食物，进而危害我们的健康。

3. **处理不安全** 首先是视觉污染，由于超薄塑料袋成本较低，农贸市场、城市社区、城乡接合部等场所普遍可见废弃塑料袋，特别是刮风的时候可见飘飞的塑料袋，影响市容市貌、小区及乡镇环境卫生，造成视觉污染。其次，由于生活中超薄垃圾袋主要是混在生活垃圾中，而生活垃圾的主要处理方式是焚烧和填埋。当焚烧聚氯乙烯制成的塑料袋时，如果氧气不足或焚烧炉的温度达不到一定标准，就会产生二噁英等致癌物质；填埋垃圾塑料袋不易降解，长期在土壤中会破坏土壤的结构，造成土壤板结，影响土壤肥力，导致农作物减产，使垃圾填埋场的生态恢复和修复非常困难。面对严重的白色污染势必需要花费大量的资源和时间进行处理，间接造成资源的浪费。

超薄塑料袋的危害这么大，我们应该怎样处理呢？早在2008 年 3 月，国务院办公厅就颁发了《国务院办公厅关于限制生产销售使用塑料购物袋的通知》，要求从 2008 年 6 月 1 日起，在全国范围内禁止生产、销售、使用厚度小于 0.025 毫米的塑料购物袋，所有超市、商场和集贸市场等商品零售场所实行塑料购物袋有偿使用制度，一律不得免费提供塑料购物袋。政府通过行政命令明确禁止超薄塑料袋的生产、销售和使用，减少“白色垃圾”的产生。

对个人而言，应树立保护环境、维护健康的意识，养成文明健康绿色环保的生活方式，做到日常购物少用一次性塑料袋，建议自带可重复使用的购物篮或环保袋；同时，使用过的一次性塑料袋不要随意丢弃，按照垃圾分类的要求分类投放塑料垃圾。

第26问 农贸市场卫生跟我们的健康有什么关系？

农贸市场是我们日常生活中重要的场所，当我们走进农贸市场，琳琅满目的蔬菜、瓜果、水产、肉类等，为我们一日三餐的食材提供了丰富的选择空间。但是，大家如果稍加注意，会发现在重大公共卫生事件发生的时候，农贸市场都是作为绝对重要的场所进行重点整治管理，这是为什么呢？农贸市场卫生跟我们的健康有哪些关联呢？

一是受限于区域的地理位置、建筑物等多重因素，从而被构建在室内、地下，即使是单独建筑也是相对封闭的空间。农贸市场人群相对聚集，在这样的环境中，遇到呼吸道传染病时，自然通风受限，空气流通不足，加之人流较为集中，容易造成病毒的快速传播，有可能导致传染病的蔓延和流行。

二是农贸市场是疾病传播的潜在传染源。当前，很多农贸市场内还存在活禽销售的情况，如鸡、鸭、鹅和鸽子等。由于农贸市场前期规划及市场建设等原因，活禽销售区没有选址在市场内独立或者相对独立的区域，且一般空间狭窄，多种活禽混存、笼舍叠放，加之粪便等排泄物处理不规范，下水道易堵塞，通风不畅、异味大。如果活禽感染高致病性禽流感病毒，非常容易传给人类，并在人群中相互传播造成人禽流感疫情。

三是农贸市场容易成为病媒滋生地。农贸市场每天会产生烂菜叶、腐坏瓜果、鱼鳞、鱼内脏、肉类下水、禽类废弃物等垃圾。如果卫生管理落实不到位，垃圾不能做到及时转运、日产日清，就容易滋生蚊蝇鼠蟑等虫媒，使得农贸市场及周边居民区都成为虫媒传染病的高发区。

四是农贸市场食品加工经营场所卫生。农贸市场是小食品加工、熟食、小餐饮店经营的重要场所，如果这些食品行业卫生管理落实不到位，“三防”（防蝇、防尘、防腐）设施不全，防鼠防蟑螂措施不到位，就容易导致食源性疾病的发生，影响人们的健康。有的农贸市场“划行归市”不规范，活禽售卖区与熟食售卖区、食品加工售卖区相邻，可能对熟食、食品加工等制品产生污染，影响我们的健康。

所以，农贸市场是影响我们健康的一个重要场所。那我们要怎么预防这些危害的因素呢?

首先，要严格落实农贸市场的管理要求。其次，农贸市场的建设要按照《农贸市场管理技术规范》等规范执行，包括地面硬化干净整洁，通风条件好；实行生熟分开、干湿分离，同类商品区域相对集中，分开陈列销售；市场内食品售卖严格遵守卫生防疫和食品安全要求，强化从业人员健康管理，落实相关卫生管理制度；市场内外落实清扫保洁制度，确保垃圾日产日清，及时转运；加强活禽销售市场的监管，鼓励白条禽上市。

第 27 问 什么是“白条禽”？

白条禽，指的是检疫合格的活禽在统一屠宰生产线上经过放血、脱毛等工艺处理后，通过冷链运输至各农贸市场经营业主手中，进行冷藏、销售的禽类，主要包括鸡、鸭、鹅、鸽等。

推行白条禽上市主要是基于健康的考量。一方面，活禽是禽类传染病的主要传染源。禽流感是一种由亚型流感病毒引起的禽类呼吸道或全身感染的急性传染病，能跨越种属界限而感染人类。禽流感分为高致病性、低致病性和非致病性三种，其中高致病性禽流感被证实可以传染给人类，尤其是 H5N1 和 H7N9 禽流感病毒对人类的危害极大，严重的话病死率可达到近 40%。

活禽市场是禽流感病毒的主要来源之一。市场销售的活禽种类繁多，包括鸡、鸭、鹅、鸽等多种禽类，不同来源的不同禽类可能被放置在相邻的笼子或区域内，增加了交叉感染的风险。此外，活禽的排泄物和分泌物可能在地面、笼子、设备等表面上形成交叉污染，成为病毒的潜在媒介。因此，活禽污染环境是人感染禽流感的主要途径之一。

当前我国农贸市场大多数活禽销售区空间有限，活禽的存放、宰杀和售卖之间没有采取有效的物理分区隔离，环境脏乱，气味难闻；没有严格落实“一天一清洗消毒、一周一大扫除、一月一休市”的卫生管理制度，且鸡毛、内脏、鸡粪等废弃物未经无害化处理，致使活禽销售区存在较大的公共卫生安全隐患。

白条禽上市实行“集中屠宰、统一检疫，冷链配送、冷鲜上市”制度，可以有效规避上述风险。市场上流通的白条禽，至少需要“过三关”：首先，所有进入集中屠宰场的禽类必须检疫，检疫合格的才可以进行宰杀；其次，屠宰场必须按照规定流程进行宰杀；最后，在出厂前要再次进行检疫，检疫合格的，佩戴上脚环，禽类产品方可出厂。因此，凡是进入市场的白条禽都必须具备“两证一标”（品质检验合格证、动物检疫合格证明、二维码脚环标识），通过扫描二维码脚环，白条禽宰杀时间、来源等基本信息一清二楚，确保溯源追踪。白条上市不仅有效避免市民与活禽的直接接触，还降低了人感染禽流感病毒的概率，改善和净化市场环境，消除活禽存栏、交易、宰杀产生的臭气难闻、污水横流现象，改变城区街道脏、乱、差的环境面貌，为人民群众提供一个干净、整洁、放心的白条禽销售购物环境。

从营养学角度来讲，“冰鲜鸡”和活禽无任何差别，所有动物在宰杀后都有一个排酸的过程，不宜立即食用，低温冰鲜保存能够抑制细菌生长，延缓肉质腐烂变质，提升口感。

那么，我们应该如何选购白条禽？主要是“四看一闻”。

一看合格证　鉴别白条禽最有效的方法是查验有无动检部门出具的动物检疫合格证明或检疫合格标志。

二看眼球　新鲜鸡肉和鸭肉眼球饱满，眼睛色泽明亮，呈全开或半开状。如果鸡鸭肉放久了或已经变质，眼睛会凹陷下去；如果是病死鸡鸭，眼睛很浑浊。

三看鸡爪和鸭蹼　新鲜的白条鸡鸡爪自然伸直，鸭蹼富有弹性，用手指触压能很快反弹，表面饱满光泽。不新鲜的鸡爪表面的鳞片发黑，没有光泽，长时间放置的鸭蹼则干缩无弹性，用手指压后，很难恢复原状。

四看鸡皮和鸭皮　正常的肉鸡皮是白色、灰白色或浅粉色的。不新鲜的鸡肉则是鸡皮发黄、发皱，肉质发黏。鸭肉上的脂肪呈淡黄色，如果不新鲜了，鸭肉脂肪的黄色就会变淡，而且肉质发黏。

五闻为闻味道　可以闻闻鸡鸭等禽类有无除了本身腥味之外的臭味、刺鼻味等，以确保所购买的禽肉新鲜且无污染。

第28问 为什么不能交易食用野生动物？

我们经常在不同的场合看到或者听到“不食用野生动物”的宣传。为什么不能食用野生动物？这主要是基于健康的考虑。

野生动物，指生存于自然状态下，非人工驯养的哺乳动物、鸟类、爬行动物、两栖动物、鱼类、软体动物、昆虫等。由于它们的生活习性和生存环境差异，因此所携带的病原体种类繁多，形成了一个庞大的天然病原体库（如寄生虫、细菌、衣原体、病毒等）。资料表明，许多人畜共患的疫病，如艾滋病、禽流感、鼠疫、口蹄疫、狂犬病、登革热等最初来源于野生动物，或者其主要宿主和传播媒介就是野生动物。如在全世界影响深远、流行至今仍然无法根除的人类免疫缺陷病毒（HIV），最初就是由非洲的黑猩猩传染给人类的；2003年在我国出现的严重急性呼吸综合征（SARS）病毒，也被证实来源于野生动物，如蝙蝠、猴、果子狸和蛇等。而至今尚未发现的、由野生动物携带且可能变异后传播给家养动物、人类的病原体种类，更是难以预估。因此，交易和食用野生动物，将增加野生动物与人类接触的机会，增加人畜共患病的概率。

另外，食用野生动物，会增多捕捉和交易行为，对野生动物的生存和安全造成了威胁。我国是世界上野生动物种类较多的国家之一，既往一些不法分子基于金钱利益的驱动，采用枪杀、圈套、陷阱、下毒、爆炸、电击、网罗等手段捕杀野生动物，严重破坏野生动物资源。以鸟类为例，俗名“禾花雀”的黄胸鹀，无端地被冠以“天上人参”的称谓，被人们大肆捕杀食用，在十几年的时间里，从种群数量庞大被吃成了极度濒危物种。而实际上，野生动物由于肌肉纤维更发达、脂肪少，相对于人工养殖动物口感较差，营养价值较差，更不存在“吃啥补啥”的价值，食用野生动物完全就是一种愚昧的陋习。

2022 年 12 月 30 日，第十三届全国人民代表大会常务委员会第三十八次会议修订通过了《中华人民共和国野生动物保护法》，通过扩大物种保护范围、加大栖息地保护力度和紧缩野生动物禁食制度等措施，强化了对野生动物的保护。对个人而言，要坚决杜绝交易、食用野生动物等行为，及时帮助、救助野生动物，碰到捕捉、伤害野生动物或在农贸市场等交易场所看到交易野生动物等不法行为，要坚决予以举报，共同维护人们的健康和野生动物生存的权利。

第 29 问　如何规范饲养宠物？

宠物在我们生活中非常普遍，数据显示，我国宠物数量有上亿只，常见的宠物有猫、狗、仓鼠、鱼、龟、猪、鹦鹉、兔子等。

饲养宠物在丰富我们日常生活的同时，也带来了越来越多的健康问题、社会问题，引起人们的广泛关注。

（一）健康问题

饲养宠物容易导致人畜共患病的发生。人畜共患病是指在人类与脊椎动物之间自然传播的疾病和感染。目前世界上已发现的人畜共患病约有 200 种，其中与宠物犬、猫相关的有 50 多种。我们生活中常见的人畜共患病有如下几种。

1. **狂犬病**　俗称“疯狗病”或“恐水症”，是由狂犬病病毒引起的一种人畜共患传染病。人类普遍易感，多因被患病动物咬伤而感染，亦可由染毒唾液污染各种伤口黏膜甚至结膜而引起感染发病，主要侵害中枢神经系统，以神经兴奋、意识障碍以及麻痹为临床特征，是一种死亡率极高的人畜共患传染病。

2. **巴斯德菌感染** 是由犬或猫咬伤引起的传染病，以猫咬伤更为多见。这种感染由巴斯德菌属的细菌引起，人在被咬伤后数小时内被咬处感觉尖锐疼痛，伴随红肿、淋巴结肿大等症状。

3. **弓形虫病** 猫是传染弓形虫病的主要动物，是弓形虫的终宿主，可反复感染并排出卵囊，进而污染饲料、水源和环境，也给其他动物提供了反复感染的机会。狗感染弓形虫后，可在肠道内形成溃疡并通过粪便排出弓形虫。由于狗与人接触紧密，也是人类弓形虫病的重要传染源。弓形虫病与妊娠关系密切，对孕妇危害性更大，孕妇感染弓形虫病后，极易引起流产、早产或死胎，接近一半受感染孕妇所生的婴儿可能耳聋、失明、畸形、智力低下甚至死亡。

4. **破伤风** 猫狗咬伤后由破伤风杆菌感染所致，该菌产生外毒素可致神经系统中毒。当毒素作用于脑干和脊髓后，由于主动肌和拮抗肌二者均收缩，因而产生特异性的肌肉痉挛。

5. **猫抓病** 也称猫抓热，引起本病的病原体是汉赛巴尔通体。通常在被猫抓咬或与猫密切接触后患病，少数与狗有接触史。以青少年和儿童居多，男女无差别，温暖季节和较寒冷季节多见。

另外，基于猎奇心理等原因，除传统的犬猫宠物之外，有人将海龟、甲虫、蜥蜴、蛇等作为宠物进行饲养，甚至部分人饲养野生动物，在给自己、家人及邻居带来生命安全隐患的同时，也滋生了更多的疫病种类，增加了传播途径，特别是野生动物身上可能带有未知的病原体，给人类带来公共卫生安全隐患。

（二）社会问题

一方面是宠物伤人，尤其是狗咬人事件在新闻媒体中屡见不鲜。不少养犬人随意放养狗、遛狗不牵绳、遛狗不戴嘴套，或者饲养危险的大型犬、烈性犬等，给人们的生命安全造成较大的隐患，网上有时会有狗严重伤人包括儿童的报道，强烈刺激人们的神经。另一方面是宠物遗弃，遗弃的猫狗由于缺乏管理，无人饲养，整天在垃圾堆里寻找食物，到处乱窜乱蹦，乱拉粪便，成为病毒的移动传染源，并且容易咬人伤人，造成较大的安全隐患。另外，宠物饲养者要带着宠物外出遛弯，但是部分饲养者并没有做好卫生防护措施，让宠物在户外随意排泄大小便，且不及时不规范清理，易成为病毒的传染源，也易成为苍蝇等虫媒的滋生地。

如果被犬、猫抓伤或者咬伤，该怎么处理呢？

首先，根据接触方式和暴露程度将狂犬病暴露分为三级：接触或者喂饲犬、猫等动物，或者完好的皮肤被舔舐为Ⅰ级暴露；裸露的皮肤被轻咬，无明显出血的轻微抓伤、擦伤为Ⅱ级暴露；单处或者多处贯穿性皮肤咬伤或者抓伤，或者破损皮肤被舔舐，或者开放性伤口、黏膜被唾液或者组织污染为Ⅲ级暴露。

判定为Ⅰ级暴露者，清洗暴露部位，无须进行医学处置。

判定为Ⅱ级暴露者，应处置伤口并接种狂犬病疫苗。确认为Ⅱ级暴露且严重免疫功能低下者，或者Ⅱ级暴露者其伤口位于头面部且不能确定致伤动物健康状况时，按照Ⅲ级暴露者处置。

判定为Ⅲ级暴露者，应处置伤口并注射狂犬病被动免疫制剂和接种狂犬病疫苗。如使用单克隆抗体，应按照批准剂量使用。狂犬病疫苗一定要按照程序按时、全程接种。

其次，伤口处置越早越好。对于Ⅱ级和Ⅲ级暴露，彻底的伤口处理非常重要，包括对伤口内部进行彻底的冲洗、消毒以及后续的外科处置。可以使用肥皂水（或其他弱碱性清洁剂、专业冲洗液）和一定压力的流动清水交替彻底冲洗所有咬伤和抓伤处约 15 分钟，然后用生理盐水将伤口洗净，最后用无菌脱脂棉将伤口处残留液吸尽，避免在伤口处残留肥皂水或者清洁剂。较深伤口冲洗时，可用注射器或者专用冲洗设备对伤口内部进行灌注冲洗，做到全面彻底。伤口冲洗后用碘伏涂擦或消毒伤口内部，随后立即到正规医疗机构进行伤口处理、疫苗接种。

最后，再次暴露后处置。再次暴露发生在免疫接种过程中，应继续按照原有程序完成剩余剂次的接种；全程接种后 3 个月内再次暴露者一般不需要加强接种；全程接种后 3 个月及以上再次暴露者，应于 0 和 3 天各加强接种 1 剂次疫苗。按暴露前（后）程序完成了全程接种狂犬病疫苗者，除严重免疫功能低下者外，无须使用被动免疫制剂。

饲养合法合规的宠物是饲养者的合法权利，但享有权利的同时也意味着承担义务。宠物饲养人要遵守国家的相关法律法规，尊重他人的生命安全和健康的权利，要主动学习了解人畜共患病的知识，要定期给宠物体检，经常进行灭虱、灭蚤，定期接种疫苗，发现宠物患病时应及时治疗，杜绝传染源；被宠物抓伤咬伤要及时到医疗机构就诊。要讲究卫生，经常给宠物洗澡，定期给宠物的生活环境消毒，宠物户外活动时要做好各种安全和卫生防护措施，保障他人的生命安全，防止宠物粪便传播疾病、污染环境。要注意宠物噪声问题，防止因宠物饲养产生噪声影响他人生活。

第 30 问　什么是光污染？

夜幕降临，华灯初上，城市的夜晚便开始了一场视觉盛宴。古老的建筑在灯光的映照下更显历史底蕴，现代的高楼大厦在霓虹灯的点缀下熠熠生辉。我们沉醉于城市夜晚灯光美景的同时，殊不知也会遭遇到“光”的污染。

光污染是指过量的光辐射侵入，并对人和环境造成危害的现象，是人类过度使用照明系统而产生的问题，是继废气、废水、废渣和噪声污染之后的一种新的环境污染源。国际上一般将光污染分成三类，即白亮污染、人工白昼和彩光污染。随着我国经济社会的迅速发展和城市化水平的提高，城市亮光工程的实施使城市夜晚越来越亮，光污染正在威胁着人们的健康。在我们日常生活中，较为常见的光污染有两种。一是白天玻璃幕墙等建筑反光反射（白亮污染）所产生的噪光，导致人产生眩晕、暂时性失明，甚至导致事故发生。二是夜晚不合理灯光（人工白昼）给人体造成的不适感。

科学家对光污染进行了较为深入的研究，发现光污染对个人健康的危害主要有以下几个方面：一是对眼睛的损害，可造成多种眼疾，如角膜和虹膜损害，抑制视网膜感光细胞功能的发挥，引起视疲劳和视力下降；二是增加患病风险，文献研究显示，夜间光污染可能提高患乳腺癌、前列腺癌的风险，与肥胖症、心血管疾病等相关；三是产生情绪病，光污染会引起头痛、疲劳，增加压力和焦虑，夜间光暴露会导致睡眠障碍发生，与抑郁症显著相关。

除了对人类健康有危害外，光污染对生态环境也造成很大影响。夜间光污染对昆虫、鸟类、鱼类、龟等动物，以及乔木、草本植物都有明显影响。例如，扰乱动植物的自然生长规律，影响动物的发育、运动定向、代谢和免疫等，影响植物的物候及传粉。

光污染的危害这么大，我们应该如何应对呢？主要从两个方面进行。

1. **社会管理** 要将影响群众健康的因素纳入城市的规划、建设和管理的全过程；合理布置光源；加强对LED显示屏、广告灯、霓虹灯、射灯以及建筑玻璃幕墙的管理；强化各类大功率强光源的监管控制，限制使用反射系数较大的材料；制定有关的技术规范，完善相应的法律法规；大力提倡和开发绿色照明；推广使用新型节能光源。加强光污染的宣传教育，使人们知晓光污染的危害，强化对光污染的社会监督，增强个体防护光污染的健康认知。

2. **个人管理** 对个人而言，避免长时间直视霓虹灯、电子显示屏等光污染源，不长时间滞留在光污染地带；居家生活如果受到外环境光污染，需及时向相关部门进行反馈；家中房间可安装百叶窗或双层窗帘适时调节光线强弱。

第四章
生态环境

第 31 问　大气污染对人体健康有什么影响？

大气污染是生活中普遍存在的问题，与我们的生活、健康息息相关。它是由于人类活动或自然过程引起某些物质进入大气中，呈现出足够的浓度，达到足够的时间，并因此危害了人体的舒适、健康和福利或环境的现象。

一般来说，大气污染主要分为自然污染源和人为污染源。自然污染源有火山喷发、森林火灾、海啸以及生物腐烂等自然现象，在大气污染中占很小的一部分。目前，人为污染源是大气污染的主要来源，可以概括为以下四个方面。

1. **燃料燃烧**　是向大气输送污染物的重要发生源，如煤炭、石油、天然气等化石燃料在燃烧过程中形成一氧化碳、二氧化碳、二氧化硫、氮氧化物、有机化合物及烟尘等物质。

2. **工业生产过程的排放**　指产品运输、粉碎以及制成成品的过程中产生的排放，比如石油化工企业会排放硫化氢、二氧化碳、二氧化硫等污染物。具体污染物组成与工业企业的性质有关。

3. **交通运输过程的排放**　指以汽油、柴油等燃料燃烧作为动力的交通工具造成的排放，比如汽车、船舶、飞机等排放的尾气。

4. **农业活动的排放** 如田间施用农药时，农药以粉尘颗粒飘散到大气中，或者农作物表面附着的农药挥发到大气中，随气流向各地输送造成大气污染。

按照污染物形成的机制，大气污染可以分为两种：一种是原发性污染物，是指从污染源直接排出且进入大气的污染物，主要有气体、蒸汽和颗粒物，如硫氧化物、碳氧化物，包括我们熟知的二氧化硫、二氧化碳以及雾霾成分（$PM_{2.5}$、PM_{10} 等颗粒物）。

另外一种是二次污染物，是指原发性污染物进入空气后经过一系列化学或光化学反应而生成的新污染物，如硫酸雾、光化学烟雾和酸雨等。

根据污染性质可划分为还原型和氧化型。

还原型（伦敦型）：主要污染物为二氧化硫（SO_2）、一氧化碳（CO）和颗粒物，在低温、高湿度的阴天、风速小并伴有逆温的情况下，一次污染物在低空集聚生成还原型烟雾。

氧化型（洛杉矶型）：污染物来源于汽车尾气、燃油锅炉和石化工业。主要一次污染物是CO、氮氧化物和碳氢化合物。这些大气污染物在阳光照射下能引起光化学反应，生成二次污染物，如臭氧、醛、酮，过氧乙酰硝酸酯等具有强氧化性的物质，对人的眼睛等器官及黏膜能引起强烈刺激。

大气污染可以通过直接或者间接的方式影响人类的健康，包括可以通过呼吸道直接进入人体，也可以渗透至食物链、土壤或水体，进而通过饮食途径经消化道进入体内，对健康造成危害。部分空气污染物（如多环芳烃）还可以透过皮肤屏障进入人体。

影响我们健康的大气污染主要有哪些呢？

1. PM_{10}、$PM_{2.5}$ **等悬浮颗粒物** PM_{10}、$PM_{2.5}$ 是指悬浮在空气中，空气动力学直径分别小于 10μm 和 2.5μm 的颗粒物。PM_{10} 的吸入会引发呼吸道感染，诱发心脑血管疾病。由于 $PM_{2.5}$ 颗粒较小，人类鼻腔难以直接阻挡 $PM_{2.5}$ 进入肺部，一旦沉积在肺泡的 $PM_{2.5}$ 进入血液则会引起支气管炎、哮喘、心脑血管疾病等。婴幼儿、老年人、心血管疾病和呼吸系统疾病病人对其更为敏感。

2. **硫氧化合物** 主要是含硫化石能源的燃烧、森林火灾以及火山喷发等自然灾害产生的二氧化硫等硫氧化合物，无色具有强烈刺激性气味，能刺激眼睛和呼吸系统，诱发或者加重呼吸系统疾病，某些情况下可以刺激皮肤。更为严重的是，二氧化硫在空气中可以催化氧化成三氧化硫（SO_3），这些硫氧化物在空气中经过一系列反应形成硫酸雾或者酸雨，对人类的正常生活造成危害。

3. **氮氧化合物** 主要是一氧化氮（NO）和二氧化氮（NO_2），对呼吸道产生危害，诱发呼吸系统疾病，甚至导致肺部细胞癌变。二氧化氮在空气中与其他物质反应形成的光化学烟雾产生的二次污染，将直接危害人体健康和环境，包括刺激人眼和呼吸系统，出现红眼病和呼吸系统疾病。

4. **碳氧化合物** 主要为化石燃料大量燃烧而产生的一氧化碳和二氧化碳等。一氧化碳中毒（俗称“煤气中毒”）是我们生活中较为常见的事情，会导致恶心、无力，甚至死亡；二氧化碳则是温室效应的主要源头。

大气污染对经济社会和个人健康都造成了严重的威胁，因此大气污染的治理需要政府主导、全社会各部门各行业包括我们每个人一起参与，形成合力。政府部门必须充分发挥主导作用，通过法律、政策、监管等多措并举强化对大气污染的治理力度；企业要按照国家的行业标准要求严格执行，通过设备更换、技术更新等手段在生产过程减少和控制污染物排放量；个人要积极配合和参与污染治理，践行文明健康绿色环保生活方式，采用步行、乘坐公共交通工具、驾驶新能源汽车等形式减少尾气排放量。

第32问 水污染对人体健康有什么危害？

水是生命之源，赋予了世界勃勃生机。随着工业化、城镇化的快速推进，我国面临着水污染的重大威胁，影响着我国的饮用水安全和人民健康。

一般而言，水污染是指人类活动使污染物或者异常能量进入水环境，导致其发生物理、化学、生物或者放射性特性的改变，造成水质恶化、影响水体的有效利用，甚至危害人体健康、生命安全的现象。水污染在我们生活中普遍存在，如城市河沟、农村水塘和沟渠等存在的黑臭水体，使水体环境呈现出颜色黑、浑浊不清并伴有异味，严重影响人们的感官，如果处理不及时不彻底将会严重影响人们的健康。

水污染的形成可以分为自然污染和人为污染两种。相对于自然污染而言，人为污染造成的危害更大，包括工业污染源、农业污染源和生活污染源三种。

工业废水是城市水体污染的主要来源之一，工业生产过程中所产生的废水、污水中包含着工业原料、生产过程中的处理液等。在我国工业化发展过程中，曾有部分企业为减少生产支出、降低成本，废水排放存在未达标甚至不做处理直接排放到河流湖泊的现象，甚至污染了饮用水源，对人体健康造成严重威胁。

农业水污染指的是农业生产过程中过度使用农药与化肥，致使农田的土壤受到污染，这些携带着农药与化肥的土壤通过雨水冲刷、地表径流等方式将污染物带入水体，引起水体的富营养化，促进藻类及其他微生物大量繁殖，从而造成水体透明度以及水体含氧量的变化。农村地区规模开展禽畜的养殖，若管理不善，粪便等排泄物直接排放或渗入河流也会造成水污染。

生活污水是我们日常生活中所排放的生活废水，主要来源于住宅和公共建筑（如机关、学校、医院等）。生活污水中主要包含大量有机物，如蛋白质、碳水化合物、动植物脂肪和油脂、纤维素、含氮及含磷无机盐等；包含一定量的无机物，如氯化物、硫酸盐、磷酸盐、碳酸氢盐及锌、铜、铬、锰、镍等重金属离子；还含有部分病原微生物。这些物质在水体中具有不稳定性，容易腐化产生臭味。此外，这些污染物所携带的病原体会在水体中大量繁殖。

污水对人体健康有哪些危害呢？

1. **直接危害** 当人体直接饮用含有病菌、病毒或者寄生虫的污水后，易引起疾病蔓延。如病菌引起的痢疾、霍乱，病毒引起的传染性肝炎，寄生虫引起的血吸虫病、姜虫病等。此外，有毒有害物质污染水体之后，经饮用水进入人体后，可能会危害人体健康甚至丧失生命。据调查，长期饮用受污染水的人患肝癌和胃癌等癌症的发病率，要比饮用清洁水的人高出 61.5% 左右。

2. **间接危害** 当含有汞、镉等有害元素的污水排入河流和湖泊后，一些水生植物会把汞、镉等元素吸收和富集起来，鱼吃水生植物后，又在其体内进一步富集，人吃了中毒的鱼后，汞、镉等元素在人体内富集，使人体患病甚至导致死亡。长期饮用含汞、铬、铅、砷、氯等重金属污染的水或者食用受到有机氯等农药污染的鱼、蔬菜和粮食，即便其含量极低但经过食物链富集也会引起中毒。

水污染治理是一个庞大的系统工程，需要政府各部门、全社会共同参与。政府层面要从法律、政策、资金投入等各方面强化水环境的保护和治理，强化对工业污水、农业污水和生活污水的治理力度，不断加强基础设施建设和日常监管；企业要落实企业的责任和义务，按照国家污水排放标准规范处理、达标排放污水；个人要自觉履行公民职责，爱惜保护水源地，不乱排污水、不污染水体，积极履行公民监管职责，及时投诉举报污水直排、黑臭水体等现象，共同守护我们的安全水环境。

第 33 问 厨房油烟对人体健康有什么影响？

厨房油烟，即餐饮油烟，我们应该都不陌生，是生活中难以避免的一部分空气污染物。餐饮油烟主要有两类：一是煤、天然气、生物质等燃料燃烧所产生的烟气；二是我们对食物进行加工过程中挥发的油脂、有机质及其加热后裂解的产物。随着人民生活水平的不断提高以及餐饮业的迅速发展，餐饮油烟的危害也逐渐引起人们的关注。餐饮油烟多属于低空排放，排出后可直接冷凝形成 $PM_{2.5}$，成为影响城市空气质量的污染源之一，对我们的健康造成一定的影响。

餐饮油烟的危害有哪些呢？

1. **存在致癌风险** 餐饮油烟中含有300多种无机、有机化学物质，并且还检测出了挥发性亚硝胺、苯并芘等已知致癌致突变物，致使人体细胞组织发生突变，增加癌症的发生风险。研究显示，患癌风险与烹饪行为显著相关，肺癌发病率同厨房油烟密切相关，且国内一些地区女性肺癌发病率高于男性，与频繁接触烹饪油烟不无关系。若能有效减少油烟暴露，肺癌发生的概率或可有所减少。

2. **引发心脑血管及呼吸道疾病** 厨房油烟中的脂肪氧化物（如胆固醇）会加剧心脑血管负担，尤其是中老年人更易受此影响。研究发现，当食用油烧到150℃及以上时，其中的甘油就会生成油烟的主要成分丙烯醛，它具有强烈的辛辣味，对鼻、眼、咽喉黏膜有较强的刺激，可引起鼻炎、咽喉炎、气管炎等呼吸道疾病。此外，油烟对肠道、大脑神经的危害也较为明显。厨房油烟可随空气侵入人体呼吸道，长时间待在油烟的环境里，易引起食欲减退、心烦、精神不振、嗜睡、疲乏无力等症状，称为“油烟综合征”。

3. **对皮肤产生影响** 长时间待在油烟环境，或厨房油烟过大、室内$PM_{2.5}$过高，会对皮肤产生很大的损害，容易使皮肤毛孔发生堵塞，皮肤变得松弛无弹性、灰暗粗糙，加速皮肤老化的速度。大量的油烟可损伤人体免疫系统，还会造成不同程度的脱发。

那么，我们应该如何减少油烟的危害呢?

1. **改变“大火炒菜”的烹饪习惯** 油温不要超过200℃（以油锅冒烟为极限），无须等到冒烟就可以炝锅炒菜。在开始烹饪行为、开火炒菜前就要打开抽油烟机，烹饪过程中始终打开抽油烟机，炒完菜10分钟后再关闭抽油烟机。

2. **不反复使用烹炸的油** 已经煎炸过食品（如炸鱼、丸子等）的食用油应该避免再次用于炒菜，可用来做炖菜或面点等无须再次高温直接加热的食物，以减少厨房油烟污染。

3. **强化厨具的使用** 厨房要经常保持自然通风，要安装高性能的抽油烟机并定期清洗；选择厚底的炒锅进行炒菜，减缓油温上升的速度，从而减少油烟的产生。

4. **做好自我保护** 在厨房里进行烹饪的时候，佩戴口罩，且定期更换，以减少油烟的吸入。

第 34 问 噪声对人体健康有什么危害?

根据《中华人民共和国噪声污染防治法》，噪声是指在工业生产、建筑施工、交通运输和社会生活中产生的干扰周围生活环境的声音；噪声污染，是指超过噪声排放标准或者未依法采取防控措施产生噪声，并干扰他人正常生活、工作和学习的现象。

构成噪声污染的情形包括两类：一是超过噪声排放标准产生噪声，二是未依法采取防控措施产生噪声。

噪声按声音的频率可分为：小于 400Hz 的低频噪声、400 ~ 1 000Hz 的中频噪声及大于 1 000Hz 的高频噪声。对我们健康产生危害的主要是高频噪声，多来自工业机器、现代交通工具、高音喇叭、建筑工地以及商场、体育和文娱场所的喧闹声等。噪声污染对我们健康有哪些危害?

1. **损害听力** 噪声对人体最直接的危害就是造成听力损伤。当人们长时间暴露在噪声环境中，会感觉双耳不适，甚至出现头痛等症状，这是听力疲劳的表现。如果这种疲劳不能得到及时缓解，继续暴露在噪声中，有可能会产生内耳器官病变，甚至鼓膜破裂出血等，最终造成耳聋。相关研究表明，如果人长期在95分贝的噪声环境里工作和生活，大约有29%的人会丧失听力；120~130分贝的噪声，能使人感到耳内疼痛；更强的噪声会使听觉器官受到损害。

2. **影响睡眠** 强噪声会使人出现头痛、头晕、倦怠、失眠、情绪不安、记忆力减退等症状，影响睡眠，使人变得急躁、易怒等。

3. **诱发疾病** 强噪声会使人出现脉搏和心率的改变，导致血压升高，心律不齐，传导阻滞以及外周血流变化等。强噪声会使人出现消化机能减退，胃功能紊乱，胃酸减少，食欲缺乏等症状。孕妇如果长期处在超过50分贝的噪声环境中，会引起内分泌腺体功能紊乱，并出现精神紧张和内分泌系统失调，严重者会出现血压升高、胎儿缺氧、缺血，导致胎儿畸形甚至流产。

为了能够让越来越多的人了解噪声，加强对噪声污染等相关知识的宣传，从2003年开始将每年的4月16日正式确定为“世界噪音日”。那么，公众该如何参与噪声污染防治呢？

1. **低碳出行降低噪声** 乘坐公交车、地铁等公共交通时，不外放声音，避免影响其他乘客；驾驶机动车辆出行时，按照城市鸣笛管理要求，特别是经过学校等区域时，严禁违规鸣笛。

2. **居家生活** 我们在日常生活中使用家用电器、乐器或者进行其他家庭活动时，应当控制音量，做好降噪措施；家庭饲养宠物时，应采取有效措施，避免宠物发出的噪声干扰他人正常生活；家庭装修时，严格按照相关要求在规定的时间内从事装修工作。

3. **户外活动** 在公园、公共绿地、广场、道路等特定公共场所组织健身、娱乐等活动需使用音响器材时，应当合理安排时间，尽量选择远离学校、住宅、医院等敏感的区域，并采取降低音量等措施，避免干扰周围环境和他人正常生活。

对于可能产生噪声污染的事件和行为，我们每个人均有权利和义务进行监督，可通过 12345 市民服务热线等渠道进行投诉、举报。

第 35 问 在饮用水水源地有哪些行为是不允许的？

饮用水水源地指的是提供城镇居民生活及公共服务用水、取水工程的水源地域，包括河流、湖泊、水库、地下水等。饮用水水源保护区是指国家为防止饮用水水源地污染、保证水源地环境质量，并要求加以特殊保护而划定的一定面积的水域和陆域。它包括地表水饮用水和地下水饮用水水源保护区，如湖北省丹江口水库、浙江省千岛湖水库都是全国优质水源地。

按照《饮用水水源保护区划分技术规范》（HJ 338—2018），饮用水水源保护区分为一级保护区和二级保护区，必要时可在保护区外划分准保护区。一级保护区，指以取水口（井）为中心，为防止人为活动对取水口的直接污染，确保取水口水质安全而划定的需加以严格限制的核心区域。二级保护区，指在一级保护区之外，为防止污染源对饮用水水源水质的直接影响，保证饮用水水源一级保护区水质而划定，需加以严格控制的重点区域。

饮用水水源准保护区，指依据需要，在饮用水水源二级保护区外，为涵养水源、控制污染源对饮用水水源水质的影响，保证饮用水水源二级保护区的水质而划定，需实施水污染物总量控制和生态保护的区域。

饮用水水源地的安全关系到我们每个人的饮用水安全。政府部门以流域为单元建立饮用水水源地名录，实施名录动态调整，开展饮用水水源地安全评估，加强饮用水水源日常监管和监督性监测，建立并完善流域区域沟通协调机制，确保饮用水的安全。在国家目录内的饮用水水源保护区周边，会竖立警示牌，并注明水源地级别、长度等信息，提示我们进入水源地保护区。

对个人而言，在饮用水水源地内有哪些行为是不被允许的呢？首先，不能从事游泳、垂钓、露营等可能污染饮用水水体的活动，不能进行放养畜禽活动，不能在水域边清洗衣物、车辆等，不能在水域边堆放、倾倒任何垃圾或焚烧垃圾、杂物等；其次，水源地保护区内农业种植不使用高残留、剧毒农药及超标准施用化肥。除此之外，我们要积极履行公民的职责，如果发现水源地保护区内有污染水源的现象要及时劝阻并举报。

第 36 问　白色污染对人体健康有什么危害？

“白色污染”是人们对塑料垃圾污染环境的一种形象术语，它是指用聚乙烯、聚丙烯、聚氯乙烯和聚苯乙烯等高分子化合物制成的各类生活塑料制品使用后被弃置成为难以降解的固体废物，以致造成环境严重污染的现象，由于其颜色多为白色，故被称为白色污染。在我们日常生活中，白色污染普遍存在于废弃的塑料袋、塑料包装、一次性餐盒等；农业生产产生的塑料地膜、塑料大棚等废弃农用塑料制品；以及工业生产中产生的以聚烯烃、聚氯乙烯、丙烯酸等为主要成分的塑料废弃物。

白色污染有哪些危害？

1. **对生态环境的危害** 一方面造成环境污染。废弃的包装袋、塑料瓶和薄膜等散落在路边林里、田间地头，漂浮在河流湖泊之上，在污染视觉造成环境污染的同时，如果动物误食了白色垃圾会对其健康构成威胁，甚至会因其在消化道中无法消化而导致死亡。另一方面，处理白色污染的过程中也存在不良后果。塑料制品化学结构较为稳定，在自然条件下难以分解，一般降解周期长达200年甚至更长时间。如果进行填埋处理，这些塑料制品进入土壤之后长期不易腐烂分解，不仅占用了大量的土地资源，也会影响土壤的渗水性和通透性，破坏土壤的质量，严重危害植物的生长，降低土地的使用价值；如果进行焚烧，塑料焚烧时焚烧不充分不彻底会产生二噁英，造成大气污染。生态环境部发布的文件显示，塑料是海洋垃圾的主要类型，其中海面漂浮垃圾、海滩垃圾和海底垃圾的主要种类均为塑料，白色污染造成了长期的、更深层次的生态问题。

2. **对人体健康的危害** 一方面是直接危害。随着生活节奏的加快，我们生活中大量使用一次性的餐具餐盒，这些餐具大多数是塑料制品，甚至可能是没有资质的小作坊通过废弃塑料再加工而成。这类塑料产品在使用过程中会产生许多有毒有害物质，对人体健康产生直接危害。另外，如果大量塑料垃圾堆积处理不及时，将成为鼠蟑等害虫以及病毒的藏身繁殖之地，成为传染病的潜在传染源。同时，塑料垃圾几乎都是可燃物，在天然堆放过程中会产生甲烷等可燃气体，遇明火或自燃引起火灾的事故时有发生，容易造成生命财产的损失。另一方面是间接危害。如果塑料垃圾处理不规范，会污染大气、土壤和水体，危及动植物的生长生活，最终将由人类承担后果。

对于白色污染，我们应该怎样做呢？一方面是生活中要减少塑料制品的使用，多使用生态环保、可重复使用的物品，从源头减少其产生；另一方面，要加强技术研究，利用技术手段科学有效地处理白色污染，降低其对人们健康的危害。

第 37 问　医疗废弃物应该怎么处理？

医疗废物是指医疗卫生机构在医疗、预防、保健以及其他相关活动中产生的具有感染性、毒性或其他危害性的废物。这些废物被分为感染性废物、病理性废物、损伤性废物、药物性废物和化学毒性废物。

感染性废物主要是指携带病原微生物并具有引发感染性疾病传播风险的医疗废物，如被病人血液、体液、具有传染性的排泄物污染的塑料、橡胶、棉、纤维及其他材质的废物等。

病理性废物主要是指诊疗过程中产生的人体废弃物和医学实验动物尸体等。

损伤性废物指的是能够刺伤或者割伤人体的废弃医用锐器，如废弃的金属类锐器，包括医用针头、缝合针等。

药物性废物指的是过期、淘汰、变质或者被污染的废弃药品以及废弃的疫苗、血液制品等。

化学性废物指的是具有毒性、腐蚀性、易燃易爆性的废弃的化学物品，包括医学影像实验废弃的化学试剂、含重金属物质的器具物品，如含汞血压计、含汞温度计等。

医用非医疗废物指的是对人和环境无危害或危害程度很低，没有被病人血液、体液分泌物和排泄物污染，可以作为生活垃圾处置，或者进行规范回收再利用的废弃物，如病人使用的纸尿裤、尿片、卫生巾、卫生纸等生活用品。

医疗废物因含有大量的细菌、病毒及化学药剂，对环境和人体会造成极大的危害，是一种典型的危险废物。

1. **对自然的影响**　医疗废物处置不当或者露天堆放，大量的有毒废渣或废液在自然界到处流放，很容易就接触到土壤并被吸附，对土壤造成污染，改变土壤性质、影响农作物生长；医疗废物的露天堆放，还会导致有害物质在降雨时，随雨水流入江河湖海，导致水质恶化，而水体一旦污染就很难恢复；此外，医疗废物堆放过程中，有机质分解产生有害气体，在大风吹动下，将扩散至远处，污染环境。

2. **对人体健康的影响**　医疗废弃物含有病原菌和各种化学成分，对人类健康构成直接危害和间接危害。其中病原菌可以通过气溶胶的形式由呼吸道进入人体，或污染手部，进而通过进食或接触破损皮肤直接侵入人体，对健康产生危害。医疗废弃物收集处理不规范，不仅增加医院内医务人员、就诊人员感染的风险，也可能造成传染性疾病外溢。

另外，有些慢性病如糖尿病等由于治疗周期较长而选择居家治疗时产生的医疗废弃物，包括被病人污染的沾有血液及体液的棉球、棉签、纱布、针头以及过期的药品等，如果直接混入生活垃圾可能造成污染环境、传播疾病、损伤他人的风险。

因此，国家推行医疗废物集中无害化处理，要求医疗机构有专人或部门负责医疗废物分类收集，统一由有资质的医疗废物集中处置机构进行消杀、转运、处置。禁止任何单位和个人转让、买卖医疗废物。禁止在运送过程中丢弃医疗废物，禁止在非贮存地点倾倒、堆放医疗废物或者将医疗废物混入其他废物和生活垃圾。

对个人而言，我们要做到以下几点。

一是医疗机构就诊时产生的医疗废物，如采血、注射后的棉签以及感染传染性疾病（如流行性感冒）使用后的口罩等，用完之后要扔在医疗机构的黄色医疗废物桶内，以便统一回收处理。

二是我们居家治疗中产生的医疗废物，如过期的药品、废弃针头等，不能混入生活垃圾随意乱扔，应该用适宜的设施进行分类收集并带回专业的医疗机构（如社区卫生服务站）进行处理，杜绝居家治疗废弃物随意丢弃而产生不良后果。

另外，如果我们发现医疗机构在分类收集、暂存医废垃圾或专业医疗废物垃圾处置机构在转运、处理医废垃圾过程中有不当行为，可及时投诉举报，共同维护我们的健康。

第五章

重点场所

第 38 问　公共场所存在哪些影响健康的因素？

首先，我们要了解什么是公共场所。公共场所是公众从事社会活动的各种场所，是在自然环境或人工环境基础上，根据公众生活和社会活动需要，由人工建成的具有多种服务功能的封闭式和开放式公共设施，供公众进行工作、学习、社交、娱乐、体育运动、休息、旅游、医疗等活动的环境。我们可以发现身边的公共场所有很多，这些场所的卫生如何保障呢？为便于卫生监督管理，在 1987 年 4 月 1 日，国务院发布了《公共场所卫生管理条例》并于 2019 年 4 月 23 日进行了第二次修订，其中将以下 7 类 28 种公共场所纳入了卫生监督的范畴。

1. **住宿与交际场所**　有 8 种：宾馆、饭馆、旅馆、招待所、车马店、咖啡馆、酒吧、茶座。

2. **洗浴与美容场所**　有 3 种：公共浴室、理发店、美容院。

3. **文化娱乐场所**　有 5 种：影剧院、录像厅（室）、游艺厅（室）、舞厅、音乐厅。

4. **体育与游乐场所**　有 3 种：体育场（馆）、游泳池（馆）、公园。

5. **购物场所**　有 2 种：商场（店）、书店。

6. **文化交流场所** 有4种：展览馆、博物馆、美术馆、图书馆。

7. **就诊与交通场所** 有3种：候车（机、船）室、公共交通工具、候诊室。

其次，我们要知道公共场所有哪些健康危害因素，大致可以分为三类：生物因素、化学因素和物理因素。

1. **生物因素** 包括细菌、病毒、真菌、支原体、原虫及蠕虫等，这些致病生物可以通过接触、空气、饮用水等途径传播。例如，公共用品用具清洗消毒不规范，可通过接触表面传播疾病；美容美发店用具不洁会导致交叉污染，造成客户患头癣等皮肤病；集中通风空调清洗消毒不规范可引起嗜肺军团菌感染，导致军团病的暴发等。

2. **化学因素** 主要包括可吸入颗粒物（如$PM_{2.5}$、PM_{10}）、甲醛、氨、苯系物（苯、甲苯、二甲苯）、一氧化碳（CO）等，这些化学物质可能来源于建筑材料、清洁剂、烫染剂、消毒剂等，对人体产生危害。密闭的公共场所如果出现一氧化碳浓度超标，会引起头痛、头晕、耳鸣、眼花、恶心、呕吐，严重时甚至昏迷或导致死亡。

3. **物理因素** 涉及噪声，振动，辐射，不适宜的气温、气流以及不良的照明和采光条件，这些因素直接影响人体的舒适度和健康。例如公共场所噪声超标会引起公众心跳加快、心律不齐、烦躁不安，严重时会损伤听力系统，出现耳鸣、耳痛和听力下降等症状。

后文我们会进一步介绍如何预防公共场所健康危害因素的知识，希望能够借此帮助大家在公共场所中保障好自己的健康。

第39问 如何查看公共场所的卫生状况?

当你在宾馆、游泳池、KTV、浴室、理发店等公共场所想要驻足停留时，它们的卫生状况一定是你想要了解的主要内容之一。你知道如何快速查看它们的卫生状况吗？下面将介绍一些快速查看和评估的方法。

最普遍且最常用的就是直接观察法。通过对店铺内外场所和设施表面卫生状况进行观察，可以初步了解相应卫生水平。随着社会经济发展和卫生监督工作的加强，目前许多公共场所的常规卫生都已达标，难以通过这些观察来进一步区分卫生状况的优劣。以下介绍几个观察点供大家进一步评估和区分。

1. **室内空调的送风口是否干净整洁** 在冷暖季节，空调系统的卫生状况关系到我们呼吸的安全卫生，这一点不能忽视。一些店铺在空调清洁方面没有做好，导致出风口灰尘和污渍明显，存在卫生安全隐患。

2. **供顾客使用的物品是否经过消毒，或者使用独立包装，确保一客一换** 可以留意店铺内是否有消毒设施，并且设施是否正常使用。有些店铺虽有设施但长期未使用，里面放满杂物等，它们的卫生状况就值得怀疑。如果没有消毒设施，可以检查供客户使用的用品用具是否为独立包装。如果是正规第三方公司生产或消毒后的一次性独立包装用品用具，其卫生是有保障的。

3. **卫生间是否干净卫生** 卫生间是日常活动的必需场所，也是卫生状况相对较差和保洁工作的重点场所，其卫生质量更是直接影响个人的健康。在公共场所停留期间，可以通过对卫生间清洁状况的观察，快速了解其卫生水平。

除直接观察外，这里重点介绍一个简单直接的方法——查看场所卫生信息公示。

卫生信息公示是我国《公共场所卫生管理条例》和《公共场所卫生管理条例实施细则》要求在公共场所醒目位置公示的"公共场所卫生监督信息公示栏"，其核心内容包括公示卫生许可证、公共场所卫生信誉等级和卫生检测报告等。这些内容是国家条例和细则要求经营单位必须在场所醒目位置向社会大众公示的核心卫生信息，以便社会大众快速了解卫生状况。其中卫生许可证是前提，没有公示卫生许可证便要怀疑这个店铺在"无证经营"。公共场所卫生信誉等级一般分三个等级，A级（笑脸/大笑脸，卫生状况在第一等级）、B级（普通脸/微笑脸，卫生状况在第二等级）和C级（哭脸/冷脸，卫生状况在第三等级），这三个等级是由当地卫生监督机构根据店铺整体卫生状况进行综合量化评定的结果，为方便向公众传递评定结果而采取图文并茂的公示措施。当你到达一个公共场所时，可以通过直接观察上述这些卫生公示信息快速了解场所的卫生状况，为下一步选择提供科学依据。

第40问 你是否关注过公共场所从业人员的个人卫生？

在公共场所停留或消费时，你是否关注过从业人员的个人卫生状况，担心过他们是否患有传染病等问题，下面将向你介绍如何观察这些情况。

首先，介绍下什么是公共场所从业人员。凡在公共场所从事管理和直接为顾客、旅客服务的人员，都称为公共场所从业人员，但通常是指后者，因为他们直接与顾客或旅客接触，传染或被传染疾病的概率比管理人员要高。因此，在我国《公共场所卫生管理条例》第七条中明确规定，公共场所直接为顾客服务的人员，持有“健康合格证”方能从事本职工作；同时也规定，当公共场所从业人员患有痢疾、伤寒、病毒性肝炎、活动性肺结核、化脓性或渗出性皮肤病以及其他有碍公共卫生的疾病，在治愈前不得从事直接为顾客服务的工作。

其次，除需持有健康证外，对公共场所从业人员的个人卫生状况也有要求。具体有以下几个方面。

一是从业人员应保持良好的仪容仪表，头发保持清洁，发型和发长以不影响工作为宜，女性从业人员可化淡妆，工作时不穿背心、拖鞋等。

二是从业人员应保持良好的洗漱卫生，要勤剪指甲、勤洗手、勤洗澡，饭前便后要洗手、睡前起后要漱口，工作服勤洗、整洁并定期消毒等。

三是从业人员应保持良好的交际卫生，在与服务对象交往时，举止大方、温文尔雅、衣着清洁、仪表端正，在交谈时，应保持一定的距离，避免呼吸道疾病的传播，在交接物品后，应及时洗手，以防病从口入。

四是从业人员应保持良好的饮食卫生，食宿应与服务对象的食宿分开，不得使用服务对象的用具（如床上用品、口杯、毛巾等），从业人员的私人物品如茶杯、牙刷、牙膏、茶叶、洗脸盆（桶）、餐具等不得借予服务对象使用，同时还要注意不喝生水、不吃腐败变质的食物。

现在，对照这些要求，你认为给你服务的从业人员个人卫生做好了吗？

最后，再介绍下如何查看健康证。有的公共场所将健康证在公共场所卫生信息公示栏中进行了统一公示，有的公共场所由从业人员在醒目位置随身佩戴方便顾客查看，也有的公共场所由经营者统一保存，当顾客提出查看时随时提供。当你在公共场所时可以通过在醒目位置观察或向服务员询问查看他们的健康证。在查看时，要注意健康证上姓名、照片是否与服务员对应，健康证是否在有效期内（健康证有效期为1年），是否有服务员没有健康证等情况。

通过查看公共场所从业人员的健康证和观察他们的个人卫生状况，可以了解为你服务的从业人员的健康状况，排除因接触而被传染疾病的风险从而放心接受服务。

第41问 公共场所日常消毒要怎么做？

公共场所人群聚集且流动性大，从地面、空间到物品器具都被多人反复接触，而这些人群的生活习惯、文化卫生水平各异，又不可避免地混杂有传染性疾病的病人或带菌者，造成污染而传播疾病。所以，做好公共场所的消毒工作，是改善公共场所环境卫生，保障人群健康的重要手段。那么，公共场所日常消毒是如何做的呢？

公共场所需要消毒的范围主要包括室内空气、地面、公共用品用具（如茶饮具、理发工具、美容工具、修脚工具、毛巾、浴巾、床上用品、卫生间地面及墙面、脸盆、脚盆、浴缸、坐便器、拖鞋、立体电影院的眼镜等）、游泳池、浴池及池水等。常用的消毒方法包括物理消毒和化学消毒两种。其中物理消毒方法有通风换气、过滤、紫外线消毒、热力消毒、微波消毒、红外线和电离辐射消毒等。化学消毒方法则是使用

75%酒精、过氧乙酸、含氯制剂等消毒剂对目标进行消毒。具体的消毒措施包括如下几项。

1. **对场所内空气消毒** 首选的方法是通风，采用有组织的自然通风或机械通风，使室内空气保持清新安全；对于不宜开窗通风的，可以采用紫外线灯照射、化学药剂喷雾或熏蒸以及安装空气循环消毒机等方式对空气进行消毒处理。

2. **对地面及物品表面的消毒** 如果地面或物品表面有污物时，应首先清除污物，然后采用含氯消毒液、二氧化氯消毒液、75%酒精或其他消毒液对地面及物品表面进行喷洒或擦拭。

3. **对茶具、杯具的消毒** 首选方法是煮沸或蒸汽热力消毒，此外还可以采用微波加热、红外线照射以及使用消毒剂等方式消毒，特别要注意，在使用消毒剂消毒后，一定要再次使用净水将茶具、杯具冲洗干净。

4. **对毛巾、浴巾、床上用品的消毒** 采用的方法有流通蒸汽或煮沸等高温热力消毒以及在含氯消毒液或其他消毒液中浸泡消毒等。

5. **对重复性使用的拖鞋等物品消毒** 采用的方法是在过氧乙酸消毒液、含氯消毒液或其他消毒液中浸泡消毒，或在消毒柜等高温环境中进行热力消毒等。

6. **对卫生间及附属洗脸池、坐便器以及脸盆等设施的消毒** 采用的方法有应用含氯消毒液或其他消毒液进行擦拭消毒，消毒后再用水冲净。

7. **对立体观影眼镜等物品的消毒** 采用高效无臭氧紫外线消毒或甲醛熏蒸等方式消毒。

8. **对游泳池水的消毒** 通常对游泳池水和浸脚池水采用含氯消毒剂的方式进行消毒，消毒后游泳池水游离性余氯应保持在 0.3 ~ 1.0mg/L，浸脚池水游离性余氯保持在 5 ~ 10mg/L。

除上述消毒方法外，公共场所也逐渐通过采用一次性用品用具的方式取代公共用品用具的重复消毒，避免重复使用和消毒带来的健康风险，如旅店业采用一次性拖鞋、牙具、梳子、剃须刀等，美容美发店采用一次性围布、毛巾等。那么，是不是只要采用了一次性用品用具就安全了呢？后文将继续介绍。

第 42 问 公共场所提供的用品用具能够放心使用吗？

在公共场所停留和接受服务时，场所提供的用品用具能够放心使用吗？下面将详细介绍。

公共场所提供的用品用具按是否能够重复使用主要分为两类，能够重复使用的和一次性使用的。

根据我国《公共场所卫生管理条例实施细则》第十四条规定，公共场所经营者提供给顾客使用的用品用具应当保证卫生安全，可以反复使用的用品用具应当一客一换，按照有关卫生标准和要求清洗、消毒和保洁。禁止重复使用一次性用品用具。

对于重复使用的用品用具的消毒要求，前文已有相应介绍。公共场所除了自行消毒外，还有一些场所选择将待清洗消毒的用品用具外送至第三方公司进行清洗消毒。这里要注意：公共场所经营方在外送清洗消毒时，一定要选择合格的清洗消毒公司，签订合同，做好外送用品用具的送出与接收记录，并索要该公司物品清洗消毒记录及一年内检测合格报告，防止因该公司管理不规范导致重复使用用品用具被污染。除了做好消毒外，重复使用用品用具的保存也要符合卫生要求，洁物和污物要分开保存，清洁物品保存在专用的保洁柜（箱）中，保证专柜专用，不得存放有毒有害物质及其他杂物，同时定期对专柜进行清洗消毒，防止污染存放的清洁物品。

对于一次性用品用具，下面详细介绍下相关的卫生要求。

第一，要通过正规渠道采购符合国家有关卫生标准和规定要求的一次性用品用具，并保留好采购记录和合格证明等其他必要的证明文件，便于溯源和佐证。不排除会有一些规模较小的或无证经营的公共场所出于降低成本考虑，购买一些非正规渠道经营的一次性用品用具的情况，需要消费者警惕。

第二，一次性用品用具应按国家规定标明中文标识，方便顾客在使用时可以通过查看用品用具表面标识识别产品信息，甄别产品质量。

第三，一次性用品用具储藏间（柜）要保持清洁、通风，无蟑螂、老鼠、苍蝇等病媒生物活动痕迹以及霉斑、污渍等，在选择公共场所进行消费时，可以提前查看此类储藏间（柜）的卫生情况，再决定是否消费。

第四，一次性用品用具宜分类存放，并采取防病虫害、防霉菌等措施。

最后，一次性用品用具储藏间（柜）要专用，不得存放有毒有害物质及其他杂物，并定期清洗消毒，防止污染一次性用品用具。

第 43 问　公共场所的通风空调干净卫生吗？

通风空调是公共场所保持通风换气和适宜温度的主要设施

设备，其卫生状况将决定场所内停留人员呼吸的空气质量。因此，国家制定了相应的卫生标准，规范公共场所通风空调的卫生，并由专业卫生监督人员定期检查和监督。但是作为消费者，你知道如何查看公共场所内通风空调的卫生状况吗？

第一，要了解公共场所主要使用的空调类型。一般公共场所多采用集中空调通风系统。根据《空调通风系统运行管理标准》（GB 50365—2019）规定，集中空调通风系统是指以空气调节和通风为目的，对室内空气进行集中处理、输送、分配，并控制其参数的所有设备、管道及附件、仪器仪表的总和。简单来说，就是集中处理空气，然后分配到各个房间的系统。此外，一些小型公共场所可能使用的是与家庭类似的分体式空调，每个房间或场所都配备独立的内外机。

第二，当公共场所使用的是集中空调时，顾客可以在前台查看公共场所卫生监督信息公示栏，确认是否公示了集中空调通风系统的清洗消毒检测报告，并且该报告应在有效期内（通常为一年）。按照规定，采用集中空调通风系统的公共场所经营者应每年对集中空调通风系统至少进行清洗消毒和检测一次，并将合格检测报告公示在场所醒目位置，方便顾客查阅。除了查看检测报告外，还可以观察公共场所集中空调的送风口是否干净、有无积尘。一般此类送风口位于场所顶部或靠近顶部的墙壁侧面，抬头即可看见送风口的卫生情况。卫生状况差的集中空调送风口往往有比较明显的黑色积尘，甚至有灰絮在随风飘荡，易于观察和分辨。此外，如果送风口位置较低，易于直接触摸或借助板凳等工具可以触摸，也可以使用白色纸巾在送风口简单擦拭，看看是否有明显积尘。

第三，当公共场所使用的是分体式空调时，因公共场所经营者不需要提供检测报告，仅需对空调过滤网进行定期清洗消毒即可。所以顾客在此类场所停留和消费时，可以通过查看场所内室内机表面和出风口是否干净来简单判断通风空调的卫生状况；此外，也可以通过嗅觉来识别。在刚开启分体式空调时或刚进入此类场所时，留意空气中是否有灰尘气味，长期未清洗消毒的通风空调在送风中灰尘气味比较明显，这也是一个简单的识别方法。

第44问 在电影院要注意哪些基本卫生要点？

除了按照公共场所卫生管理标准要求，做好相关卫生信息公示、从业人员卫生管理、公共用品管理、环境卫生和消毒、控烟、病媒生物防制等之外，电影院的卫生管理还包括以下几个方面。

1. 电影院室内要做好通风换气，新风量应不少于$20m^3$/(h·人)，保证空气质量符合卫生标准；3D观影眼镜等公共用品用具要一客一换一消毒；每场间隔时间不得少于30分钟，其中空场时间不得少于10分钟，换场时应全部打开门窗进行通风换气。

2. 电影院可采用紫外线灯照射、合适的化学药剂如过氧乙酸喷雾等方式对场所内空气进行消毒，防止通过空气传播相关疾病。

3. 经营水果的场所应设有独立的水果拼盘间。

第 45 问 在游泳场馆要注意哪些基本卫生要点？

除了按照公共场所卫生管理标准要求，做好相关卫生信息公示、从业人员卫生管理、公共用品管理、环境卫生和消毒、控烟、病媒生物防制等之外，游泳场所的卫生管理还包括以下几个方面。

1. 游泳场所应在入口醒目位置设置警示标识，严禁患有肝炎、心脏病、皮肤癣疹、重症沙眼、急性结膜炎、中耳炎、肠道传染病、精神病等病人和酗酒者进入游泳池游泳。场所地面应采用防滑、防水材料，防止摔倒等意外伤害。

2. 游泳场所应配备过滤和消毒装置对游泳池水进行过滤和消毒，根据《公共场所卫生指标及限值要求》（GB 37488—2019），游泳池水游离性余氯控制在 0.3～1.0mg/L，使用臭氧消毒时，水面上方 20 厘米空气中臭氧的浓度应小于 0.2mg/m^3；浸脚池水应每 4 小时更换 1 次，水中游离性余氯控制在 5～10mg/L；采用人工配制、投加含氯消毒剂的游泳场所应做好配制人员个人防护措施及通风换气，防止意外中毒事件的发生。当游泳顾客在泳池中呕吐、腹泻时，应立即停止泳池开放，排空受污染池水，并对泳池等设施进行彻底清洗、消毒后才能再次开放经营。

第 46 问 在宾馆旅店要注意哪些卫生要点？

除了按照公共场所卫生管理标准要求，做好相关卫生信息公示、从业人员卫生管理、公共用品管理、环境卫生和消毒、控烟、病媒生物防制等之外，宾馆旅店的卫生管理还包括以下几个方面。

1. 客房要做到通风换气，保证室内空气质量符合卫生标准；床上用品要一客一换一消毒，长住客户客房一周至少更换一次，清洁客房、卫生间的工具要分开；面盆、浴缸、地面、台面等要一客一消毒，清洁用具要分设，从业人员在洗刷坐便器、浴盆时要戴手套，且每次结束后，须用肥皂洗手，补充茶杯具、食具时应注意手部卫生，防止交叉污染。

2. 宾馆旅店业消毒间应有明显标志，专间专用，环境整洁，无积水及污物，通风换气良好，在采用化学消毒时，应有机械排风。消毒间内醒目位置张贴有清洗消毒作业流程，指导规范开展清洗消毒操作；应先清洗后消毒，如使用消毒剂消毒，消毒剂应在有效期内；清洗茶饮具、拖鞋、毛巾等物品的设施应分开，清洁工具应专设专用，避免交叉污染。

第 47 问　在美容、美发店要注意哪些卫生要点?

除了按照公共场所卫生管理标准要求，做好相关卫生信息公示、从业人员卫生管理、公共用品管理、环境卫生和消毒、控烟、病媒生物防制等之外，美容、美发店的卫生管理还包括以下几个方面。

1. 经营面积在 50 平方米以上的美发场所，应当设有单独的染发、烫发间；经营面积小于 50 平方米的美发场所，应当设有烫、染工作区且有通风设施。美容场所和经营面积在 50 平方米以上的美发场所，应当设立单独的清洗消毒间，配备相应清洗消毒工具及标志标识，且要专间专用；50 平方米以下的美发场所应当配置消毒设备。

2. 美容、美发店从业人员在开展美容、美发操作前，应检查待用化妆品，感官异常、超过保质期及标识标签不符合规定的化妆品不得使用，不得自制或分装外卖化妆品；对患有头皮癣等皮肤病的顾客，应使用专用工具，并在完成后进行消毒处理；美容用盆（袋）应一客一用一换；烫发、染发操作应在专门工作区域进行操作，并有机械排风设施。

第 48 问　在歌舞厅要注意哪些卫生要点？

除了按照公共场所卫生管理标准要求，做好相关卫生信息公示、从业人员卫生管理、公共用品管理、环境卫生和消毒、控烟、病媒生物防制等之外，歌舞厅的卫生管理还包括以下几个方面。

1. 歌舞厅室内要做到通风换气，保证空气质量符合卫生标准；话筒套、茶具、饮具等公共用品用具要一客一换一消毒，有条件的可使用一次性话筒套。每场间隔时间不得少于 30 分钟，其中空场时间不得少于 10 分钟，换场时应全部打开门窗进行通风换气。

2. 除通风外，歌舞厅可采用紫外线灯照射、合适的化学药剂如过氧乙酸喷雾等方式对场所内空气进行消毒，防止通过空气传播相关疾病。

第 49 问　在浴室要注意哪些卫生要点？

浴室是沐浴场所比较常见的一种，其他沐浴场所还包括浴场、桑拿中心、温泉浴等。除了按照公共场所卫生管理标准要求，做好相关卫生信息公示、从业人员卫生管理、公共用品管理、环境卫生和消毒、控烟、病媒生物防制等之外，浴室等沐浴场所的卫生管理还包括以下几个方面。

1. 浴室等沐浴场所应在入口醒目位置设有禁止性病和传染性皮肤病（如疥疮、化脓性皮肤病、真菌引起的皮肤病等）等病人入浴的警示标识；使用燃气或存在其他可能产生一氧化碳气体的沐浴场所应配备一氧化碳报警装置，预防一氧化碳中毒事件的发生；地面应采用防滑、防水材料建造，防止摔倒等意外伤害。

2. 浴室等沐浴场所设有浴池的，应采用循环过滤、消毒装置对浴池水进行过滤和消毒。浴池每天应至少补充 2 次新水，每次补充水量不应少于池水总量的 20%。

第 50 问 幼儿园“晨午检”做什么？

如果你是幼儿园小朋友的家长，那么这个场景可能会熟悉：每天清晨，待入园的幼儿在门口排队等候一名工作人员做“口腔检查”。其实这不是口腔检查，而是幼儿园“晨午检”中的晨检措施之一，下面我们一起了解晨午检究竟是做什么的。

“晨午检”是晨检和午检的合称，其中晨检是指上学日早晨由幼儿园的卫生保健员（医生），对每位入园的幼儿进行卫生检查；午检是指上学日中午午睡前后由各班保育员老师对每位幼儿进行卫生检查。晨检的内容主要为“一摸、二看、三问、四查”。

一摸 触摸幼儿额头、手心等皮肤，感知幼儿有无发热现象，可疑者测量体温。

二看 观察幼儿的精神状态、面容面色等，查看有无异常，如水痘、腮腺炎、手足口等传染病的早期表现，手、足、口腔咽部等部位有无异常表现，对可疑者及时进行隔离、观察。

三问 简单询问家长幼儿近期的饮食、睡眠、大小便等有无异常情况。

四查 查看幼儿有无携带不安全的物品入园，如发现问题迅速处理。每日晨检结果由卫生保健员进行登记保存。

午检的主要内容有三项。

1. **午睡前** 由保育员老师认真检查幼儿的体温，查看面部、口腔、手部等有无异常，并询问其精神和身体是否有不舒服等情况，无异常的幼儿按时午睡，异常幼儿及时做好隔离、汇报等工作。

2. **午睡中** 保育员老师定时逐一巡视幼儿午睡情况，如发现幼儿有脸部发红、咳嗽、鼻塞、流涕、腹泻等异常情况，立即按要求做好隔离、汇报等工作。

3. **午睡后** 保育员老师要注意观察幼儿的精神状态及身体状况是否出现异常。每日午检结果由各班保育员老师进行登记暂存。

晨午检制度是幼儿园传染病防控“两案九制”防控举措中的一项重要制度，它既可以通过晨检预防患病幼儿入园，阻断传染病传播，及时发现危险物品，及时处理，清除了可能的意外事故隐患；又可以通过午检进一步发现出现早期症状的幼儿，做到早发现、早隔离、早诊断和早治疗，对维护幼儿健康，控制传染病等疾病传播扩散，促进幼儿从小养成良好卫生习惯具有重要作用。

第51问 孩子个子矮，学校里桌子太高怎么办？

家有孩子在上中小学，除了关注他的成绩外，您是否关注过孩子在学校的桌椅是否合适？下面将介绍如何判断课桌椅是否合适的一些信息。

（一）课桌椅适配的重要性

中小学学生的大部分学习时间是在教室课桌椅上度过的，课桌椅的高度与中小学生身高的适配性对他们的生长发育具有重要意义。如果学生使用过高或过矮的课桌椅，致使长期坐姿不正，不仅易导致学生视力下降，造成近视等眼病发生，还会引起脊柱异常等疾病。此外，不适配的桌椅还会影响中小学生的学习作业能力，进而影响最终学习成绩。

（二）课桌椅的尺寸

在国家标准《学校课桌椅功能尺寸及技术要求》（GB/T 3976—2014）中，规定了我国中小学等学校课桌椅的大小型号、功能尺寸、分配使用及其他卫生要求。在此标准中，我国中小学校的课桌椅分为 0 ~ 10 号，共 11 种型号。

（三）课桌椅与学生如何适配

在国家标准《学校课桌椅功能尺寸及技术要求》（GB/T 3976—2014）中，明确列出了与学生身高适配的课桌椅型号，具体见表 5-1。

表 5-1　中小学生课桌椅各型号的标准身高、身高范围及颜色标志

课桌椅型号	桌面高/mm	座面高/mm	标准身高/cm	学生身高范围/cm	颜色标志
0 号	790	460	187.5	≥ 180	浅蓝
1 号	760	440	180.0	173 ~ 187	蓝
2 号	730	420	172.5	165 ~ 179	浅绿
3 号	700	400	165.0	158 ~ 172	绿
4 号	670	380	157.5	150 ~ 164	浅红
5 号	640	360	150.0	143 ~ 157	红
6 号	610	340	142.5	135 ~ 149	浅黄
7 号	580	320	135.0	128 ~ 142	黄
8 号	550	300	127.5	120 ~ 134	浅紫
9 号	520	290	120.0	113 ~ 127	紫
10 号	490	270	112.5	≤ 119	浅橙

资料来源：《学校课桌椅功能尺寸及技术要求》。

注 1. 标准身高系指各型号课桌椅最具代表性的身高。对正在生长发育的儿童青少年而言，常取各身高段的组中值。

2. 学生身高范围厘米以下四舍五入。

3. 颜色标志即标牌的颜色。

从上表中可以看出 11 种标准型号课桌椅都有颜色标志，身高相差 7.5 厘米设置一种型号，相邻两种课桌椅型号适用的身高范围交错重叠。

中小学校每学期需要根据孩子的身高变化及时调整课桌椅的高度，可根据学生学期中至期末的身高比例，确定各种型号课桌椅的数量，确保课桌与课椅同号搭配，不得混用；或配备可调式课桌椅。当一名学生有两个适用课桌椅型号时，优先选择尺寸较大的型号，以适应身高的增长。对于身高、坐高、体重等体征明显超常的学生，可定制特殊型号的课桌椅，以满足个性需求。

最后，为预防近视并保障孩子健康，除在学校选配合适的课桌椅外，在家中家长也要给孩子配备与身高相匹配的桌椅，而不是用餐桌、餐椅等代替；此外，除了配备合适的桌椅等硬件设施，也要加强对孩子的健康教育，培养他们良好的自我健康管理意识，养成正确的坐姿、站姿和读书、写字等学习习惯。

第52问 你家的孩子是小胖墩吗？

随着生活水平的提高，儿童青少年超重和肥胖的问题日益严重。统计数据显示，我国6~17岁儿童青少年超重肥胖率约为19%，意味着每5名儿童青少年中，有1名超重肥胖的儿童青少年。那么，肥胖有什么危害？如何判断自己的孩子是否属于超重或肥胖呢？

（一）儿童青少年肥胖的健康危害

儿童青少年肥胖影响的不仅仅是当下的健康，往往会持续数年，影响成年后的健康。第一是影响孩子的成年身高，肥胖可能造成雌激素分泌过多的风险，进而导致骨龄加速，最终影响成年身高；第二是可能导致青春期提早发育，尤其是女孩子发育提前年龄更明显；第三是增加相关患病风险，中重度肥胖可让孩子患高血压、高脂血症、高血糖、脂肪肝等慢性病的风险激增；第四是影响孩子的心理健康，肥胖的孩子较正常的孩子往往会出现过于担忧自己的形象，害怕被嘲笑，自卑感强，不喜欢人际交往及户外运动等问题。

（二）儿童青少年肥胖的自评方法

儿童青少年肥胖的测量方法有体重指数（body mass index，BMI）法、身长的体重评价法和腰围评价法等，其中最常用且适合家庭自测自评的方法是体重指数法。

BMI是国际社会推荐的评价儿童（≥2岁）超重和肥胖的首选指标，计算公式为：BMI=体重（kg）÷身高（m）^{2}。孩子每个年龄阶段的BMI是不一样的：1岁时BMI值最高，随后开始下降，到6~7岁脂肪重聚期开始出现反弹，此后逐渐升高至接近成年人的水平。

2~5岁儿童自评标准可参考“中国0~18岁儿童、青少年体块指数的生长曲线”中2~5岁儿童超重和肥胖BMI筛查界值，其中超重判定标准为：BMI≥同年龄同性别人群的第85百分位数，但<第95百分位数；肥胖判定标准为：BMI≥同年龄同性别人群的第95百分位数。

6岁及以上儿童应参考国家卫生健康委员会2018年发布的《学龄儿童青少年超重与肥胖筛查标准》（WS/T 586—2018）中标准，见表5-2。家长们可作为初步参考。

（三）儿童青少年肥胖的预防措施

根据中国疾病预防控制中心资料，对儿童青少年肥胖的预防可以采取以下措施。一是从生命早期开始预防。建议妈妈从怀孕开始就注意合理膳食和科学营养搭配，防止孕期哺乳期营养过剩，调控婴儿母体营养的摄入量，有利于控制远期肥胖的发生。二是培养儿童良好的饮食习惯，尽量避免摄入含糖饮料和过多零食，推荐低能量、低脂肪、适量的优质蛋白质和全谷物膳食，增加新鲜蔬菜和水果在膳食中的比重。三是增加体育锻炼，《中国人群身体活动指南（2021）》和世界卫生组织《关于身体活动和久坐行为指南》中推荐6岁以下儿童每天进行至少180分钟的身体活动，鼓励多做户外活动，每次静态行为时间或受限时间不超过1小时。6岁及以上儿童青少年每天累计至少60分钟的中、高强度身体活动，每周至少3天安排增强肌肉力量和强健骨骼健康的活动，每次静态行为持续不超过1小时，每天视屏时间累计少于2小时。四是开展儿童体格生长监测，家长可根据儿童健康状况和家庭情况适时赴医疗机构开展儿童健康检查；此外也可以采用体重指数法在家对儿童身高体重进行测量，计算出BMI指数对照上述方法开展自评。

表5-2　6岁~18岁儿童青少年BMI筛查超重与肥胖界值

年龄	男生		女生	
	超重	肥胖	超重	肥胖
6.0岁~	16.4	17.7	16.2	17.5
6.5岁~	16.7	18.1	16.5	18.0
7.0岁~	17.0	18.7	16.8	18.5
7.5岁~	17.4	19.2	17.2	19.0
8.0岁~	17.8	19.7	17.6	19.4
8.5岁~	18.1	20.3	18.1	19.9
9.0岁~	18.5	20.8	18.5	20.4
9.5岁~	18.9	21.4	19.0	21.0
10.0岁~	19.2	21.9	19.5	21.5

续表

年龄	男生		女生	
	超重	肥胖	超重	肥胖
10.5 岁 ~	19.6	22.5	20.0	22.1
11.0 岁 ~	19.9	23.0	20.5	22.7
11.5 岁 ~	20.3	23.6	21.1	23.3
12.0 岁 ~	20.7	24.1	21.5	39.0
12.5 岁 ~	21.0	24.7	21.9	24.5
13.0 岁 ~	21.4	25.2	22.2	25.0
13.5 岁 ~	21.9	25.7	22.6	25.6
14.0 岁 ~	22.3	26.1	22.8	25.9
14.5 岁 ~	22.6	26.4	23.0	26.3
15.0 岁 ~	22.9	26.6	23.2	26.6
15.5 岁 ~	23.1	26.9	23.4	26.9
16.0 岁 ~	23.3	27.1	23.6	27.1
16.5 岁 ~	23.5	27.4	23.7	27.4
17.0 岁 ~	23.7	27.6	23.8	27.6
17.5 岁 ~	23.8	27.8	23.9	27.8
18.0 岁	24.0	28.0	24.0	28.0

资料来源:《学龄儿童青少年超重与肥胖筛查标准》。

第 53 问　你知道学校应如何预防学生近视吗?

学校是教书育人的地方，在传授孩子学习知识的同时，也要关注孩子的视力健康和近视防控，你知道学校应如何预防近视吗?

为贯彻落实习近平总书记关于学生近视问题的重要指示批示精神，切实加强新时代儿童青少年近视防控工作，2018年8月30日，教育部会同国家卫生健康委员会等八部门制定、公布了《综合防控儿童青少年近视实施方案》，其中规定了学校应在以下几个方面采取措施，预防学生近视。

（一）减轻学生学业负担

严格依据国家课程方案和课程标准组织安排教学活动，严格按照“零起点”正常教学，注重提高课堂教学效益，不得随意增减课时、改变难度、调整进度。强化年级组和学科组对作业数量、时间和内容的统筹管理。小学一至二年级不布置书面家庭作业，三至六年级书面家庭作业完成时间不得超过60分钟，初中不得超过90分钟，高中阶段也要合理安排作业时间。寄宿制学校要缩短学生晚上学习时间。科学布置作业，提高作业设计质量，促进学生完成好基础性作业，强化实践性作业，减少机械、重复训练，不得使学生作业演变为家长作业。

（二）加强考试管理

全面推进义务教育学校免试就近入学全覆盖。坚决控制义务教育阶段校内统一考试次数，小学一至二年级每学期不得超过1次，其他年级每学期不得超过2次。严禁以任何形式、方式公布学生考试成绩和排名；严禁以各类竞赛获奖证书、学科竞赛成绩或考级证明等作为招生入学依据；严禁以各种名义组织考试选拔学生。

（三）改善视觉环境

改善教学设施和条件，鼓励采购符合标准的可调节课桌椅和坐姿矫正器，为学生提供符合用眼卫生要求的学习环境，严格按照普通中小学校、中等职业学校建设标准，落实教室、宿舍、图书馆（阅览室）等采光和照明要求，使用利于视力健康的照明设备。加快消除“大班额”现象。学校教室照明卫生标准达标率100%。根据学生座位视角、教室采光照明状况和学生视力变化情况，每月调整学生座位，每学期对学生课桌椅高度进行个性化调整，使其适应学生生长发育变化。

（四）坚持眼保健操等护眼措施

中小学校要严格组织全体学生每天上下午各做1次眼保健操，认真执行眼保健操流程，做眼保健操之前提醒学生注意保持手部清洁卫生。教师要教会学生正确掌握执笔姿势，督促学生读写时坐姿端正，监督并随时纠正学生不良读写姿势，提醒学生遵守“一尺、一拳、一寸”要求。教师发现学生出现看不清黑板、经常揉眼睛等迹象时，要了解其视力情况。

（五）强化户外体育锻炼

强化体育课和课外锻炼，确保中小学生在校时每天1小时以上体育活动时间。严格落实国家体育与健康课程标准，确保小学一至二年级每周4课时，三至六年级和初中每周3课时，高中阶段每周2课时。中小学校每天安排30分钟大课间体育活动。按照动静结合、视近与视远交替的原则，有序组织和督促学生在课间时到室外活动或远眺，防止学生持续疲劳用眼。全面实施寒暑假学生体育家庭作业制度，督促检查学生完成情况。

（六）加强学校卫生与健康教育

依托健康教育相关课程，向学生讲授保护视力的意义和方法，增强其主动保护视力的意识和能力，积极利用学校闭路电视、广播、宣传栏、家长会等形式对学生和家长开展科学用眼护眼健康教育，通过学校和学生辐射教育家长。培训培养健康教育教师，开发和拓展健康教育课程资源。支持鼓励学生成立健康教育社团，开展视力健康同伴教育。

（七）科学合理使用电子产品

指导学生科学规范使用电子产品，养成信息化环境下良好的学习和用眼卫生习惯。严禁学生将个人手机、平板电脑等电子产品带入课堂，带入学校的电子产品要进行统一保管。学校教育本着按需的原则合理使用电子产品，教学和布置作业不依赖电子产品，使用电子产品开展教学时长原则上不超过教学总时长的 30%，原则上采用纸质作业。

（八）定期开展视力监测

小学要接收医疗卫生机构转来的儿童青少年视力健康电子档案，确保一人一档，并随学籍变化实时转移。在卫生健康部门指导下，严格落实学生健康体检制度和每学期 2 次视力监测制度，对视力异常的学生进行提醒教育，为其开具个人运动处方和保健处方，及时告知家长带学生到眼科医疗机构检查。做好学生视力不良检出率、新发率等的报告和统计分析，配合医疗卫生机构开展视力筛查。学校和医疗卫生机构要及时把视力监测和筛查结果记入儿童青少年视力健康电子档案。

（九）加强视力健康管理

建立校领导、班主任、校医（保健教师）、家长代表、学生视力保护委员和志愿者等学生代表为一体的视力健康管理队伍，明确和细化职责。将近视防控知识融入课堂教学、校园文化和学生日常行为规范。加强医务室（卫生室、校医院、保健室等）力量，按标准配备校医和必要的药械设备及相关监测检查设备。

（十）倡导科学保育保教

严格落实3～6岁儿童学习与发展指南，重视生活和游戏对3～6岁儿童成长的价值，严禁“小学化”教学。要保证儿童每天2小时以上户外活动，寄宿制幼儿园不得少于3小时，其中体育活动时间不少于1小时，结合地区、季节、学龄阶段特点合理调整。为儿童提供营养均衡、有益于视力健康的膳食，促进视力保护。幼儿园教师开展保教工作时要主动控制使用电视、投影等设备的时间。

第54问 你知道孩子生病治愈后如何复课吗？

某小学生家长在家长群中询问“有谁知道孩子生病治愈后如何复课吗？是否需要开具复课证明呢？”你知道怎么回答这个问题吗？

根据《中华人民共和国传染病防治法》《学校卫生工作条例》和《中小学校传染病预防控制工作管理规范》（GB 28932—2012）等规定，为做好学校传染病预防控制工作，各学校应制定本校的“因病缺勤缺课追踪登记制度”和“复课证明查验制度”，其中“因病缺勤缺课追踪登记制度”主要内容为：班主任对早晨到校的每个学生进行观察、询问，了解学生出勤、健康状况。对于每日登记缺课、早退的学生，追踪缺课、早退的原因，填写学生因病缺课登记表，及时报告学校相关负责人，并负责每天班内因病缺课同学的联系工作，密切关注并追踪其健康状况；学生因事、因病不能到校上课者，应向班主任出示请假条或正规医院出具的证明，如因突然发病，无法由医院开具证明者，也务必及时向班主任口头请假，事后补交假条或医院证明。学校相关负责人每天核实学生及教职员工因病缺课、缺勤信息，于当日定时上报给属地教育行政部门，如存在其他突发公共卫生事件时，还应向属地卫生健康部门报告。学生家长应及时将生病孩子带到医疗机构就诊，明确诊断，积极治疗，并将诊断结果尽早告知学校班主任。

“复课证明查验制度”的主要内容为医疗机构诊断为传染病的学生病例和晨午检或因病缺课追踪时发现的具有疑似传染病早期症状的学生，以及卫生部门建议采取隔离措施的其他疑似传染病病人或隐性感染学生，应在病愈且隔离期满时，在原接诊医院开具复课证明，或到学校、居住地所在的基层医疗卫生机构、具备相应疾病诊疗资质的综合或专科医疗机构等开具复课证明，其中肺结核病需到结核病定点医院开具复课证明。开具复课证明后，可采取线上或线下方式提交给校医或学校保健教师查验、审核，审核通过后方可返校复课。

“因病缺勤缺课追踪登记制度”和“复课证明查验制度”是中小学校及幼儿园传染病防控“两案九制”防控举措中的两项重要制度。对于掌握传染病在学生群体中的发生及流行情况、阻断可能的传染源以及保护广大师生群体的健康等方面均发挥着重要作用。学生家长应积极配合学校落实好这两项制度，降低孩子在学校罹患传染病的风险。

所以，如果孩子生病治愈后需要复课，家长应该带孩子到医院开具复课证明，并按照学校的要求提交给相关负责人。这样，学校可以确保孩子的健康，并保护其他学生不受传染。

第 55 问 你知道如何从卫生角度选择合适的幼儿园吗?

新学期开始了，又会有一批小朋友要步入幼儿园，该怎么选择幼儿园呢？相信很多新手学生家长都在纠结这个问题。除了考虑离家距离、教学质量及经济条件等因素外，还应从卫生角度进行考量，毕竟卫生条件关乎孩子入园后的身体健康，是孩子能够每天健健康康在校园里接受教育的先决条件之一。以下是从卫生角度选择幼儿园的一些建议。

1. **看是否设置了卫生室或者保健室，是否配备卫生保健人员** 2010 年 3 月 1 日发布的《托儿所幼儿园卫生保健管理办法》第十条和第十一条明确规定：托幼机构应当根据规模、接收儿童数量等设立相应的卫生室或者保健室，具体负责卫生保健工作。卫生室应当符合医疗机构基本标准，取得卫生行政部门颁发的《医疗机构执业许可证》。保健室不得开展诊疗活动，其配置应当符合保健室设置基本要求。托幼机构应当聘用符合国家规定的卫生保健人员，包括医师、护士和保健员。在卫生室工作的医师应当取得卫生行政部门颁发的《医师执业证书》，护士应当取得《护士执业证书》。在保健室工作的保健员应当具有高中以上学历，经过卫生保健专业知识培训，具有托幼机构卫生保健基础知识，掌握卫生消毒、传染病管理和营养膳食管理等技能。

2. **看传染病防控机制是否健全** 是否制定、完善了《传染病及突发公共卫生事件应急处置预案》《传染病疫情及突发公共卫生事件报告制度》《学生因病缺课登记、追踪制度》《复课证明查验制度》《学生健康管理制度》《学生免疫接种证查验制度》《传染病防控健康教育制度》《通风消毒制度》《环境卫生检查通报制度》及“晨午检制度”等疾病防控制度，并且制度是否做到内容准确、处置路径清晰、责任明确到人、操作性强。在制定了相应制度后，再查看是否执行到位，是否有相应执行的记录档案，以此来评估幼儿园的传染病防控工作是否扎实，是否可以放心将孩子送入这个幼儿园。

3. **看环境是否卫生** 查看幼儿园室内外环境是否干净整洁，是否有垃圾、杂物及卫生死角，教室、活动室等场所是否阳光充足、通风良好，学校水冲式厕所和洗手设施是否符合国家有关专项规范要求等。如果是新建或新装修的幼儿园，还要查看是否请具有资质的检验检测机构（如属地疾病预防控制中心）对环境进行了检测，以及检测结果是否合格，只有合格的环境才能让老师和家长放心。

4. **看物品是否符合卫生要求** 主要是看幼儿园供小朋友使用的玩具、教具等公共用品用具是否符合国家卫生要求，包括产品详细信息、出厂合格证明以及第三方检测机构出具的产品对儿童无害的检验检测合格报告，以此来判断这些物品是合格的，是对孩子无害的，是可以供幼儿园学生使用的。

5. **看生活饮用水卫生管理是否规范** 查看学校生活饮用水卫生管理制度建立情况，学校饮水设备是否做好日常清洗、消毒并记录，饮水机滤芯是否更换，饮用水检测是否符合国家标准。饮水机及滤芯等应有合格证明及涉水产品的许可批件，饮用水水质检测应有定期的检测合格报告。

6. **看食堂是否干净卫生** 查看是否认真贯彻《中华人民共和国食品安全法》的要求，按集体食堂的卫生标准严格执行，从业人员个人卫生及食堂内外环境是否符合要求等，防蝇、防鼠等设施是否落实到位并规范使用等。

第 56 问 为什么中小学要有心理老师？

近年来，中小学生心理问题日益严重，已经引起了社会广泛的关注，《2021 年世界儿童状况》报告显示，近 30 年来，心理卫生问题在 18 岁以下人群中呈逐步上升的趋势。我国青少年的心理健康状况也不容乐观。2023 年中国科学院心理研究所发布的《中国国民心理健康发展报告（2021—2022）》显示，青少年群体中有 14.8% 存在不同程度的抑郁风险，高于成年群体，成为抑郁的高风险群体。

心理健康是健康的重要组成部分，加强中小学生心理健康工作，维护其心理健康是全面素质教育的要求，事关培养身心健康、全面发展的时代新人，事关国家和民族的未来。以习近平同志为核心的党中央高度重视学生身心健康、全面发展，总书记强调："青少年阶段是人生的'拔节孕穗期'，这一时期心智逐渐健全，思维进入最活跃状态，最需要精心引导和栽培。"

2021 年 7 月 12 日，我国教育部办公厅发布了《关于加强学生心理健康管理工作的通知》，针对心理健康问题提出了一系列措施，其中要求每所中小学至少要配备 1 名专职心理健康教育教师，县级教研机构要配备心理教研员。

2023 年 4 月 20 日，教育部等十七部门联合印发了《全面加强和改进新时代学生心理健康工作专项行动计划（2023—2025 年）》的通知，提出了"五育并举促进心理健康""加强心理健康教育”“规范心理健康监测”和“完善心理预警干预”等八项促进青少年心理健康发展的主要任务，其中再次强调中小学每校至少配备1名专（兼）职心理健康教育教师，鼓励配备具有心理学专业背景的专职心理健康教育教师。建立心理健康教育教师教研制度，县级教研机构配备心理教研员。

2024年年初，教育部决定从2024年起将每年的5月确定为“全国学生心理健康宣传教育月”，推动学生心理健康工作提质增效，促进学生身心健康发展。5月25日，也是全国大中学生心理健康日，“5·25”的谐音为“我爱我”，提醒大中学生“珍惜生命，关爱自己”。

通过上述介绍，你对中小学生心理健康状况现状及中小学心理老师的重要作用是否有更深入的了解？作为学生家长，你可以通过关注孩子的心理健康，树立科学的养育观念，尊重孩子的心理发展规律，理性设定孩子的成长预期，积极开展亲子活动，保证孩子充足的睡眠，防止孩子沉迷网络或游戏等，保障孩子心理的健康发展。

第57问 你知道什么是职业病吗？

许多人将从事某种职业活动发生的任何健康损害都理解为职业病，如工作繁重、职业紧张导致的精神焦虑、抑郁、神经衰弱综合征等，但这些疾病并不属于职业病的范畴。职业活动中哪些疾病可作为职业病，职业病是如何定义的，如何预防职业病，是近年来我国广大劳动者应该关注的健康问题。下面就谈谈有关职业病的相关问题。

（一）职业病与职业性病损

有些人在相关职业活动中，会因机械设备操作不当导致肢体伤残等工伤事故发生。同样，外科医生进行外科手术、口腔医生进行治牙操作、工人进行汽车内饰装配作业、行政人员进行长时间键盘操作等，长时间不良姿势常导致肌肉骨骼损伤多发。此外，一些工作场所会有因一氧化碳中毒、硫化氢中毒等导致的职业中毒事故。这些事故和损伤往往都是由于操作不当、预防工作的疏忽及技术局限性造成，从而使健康受到损害，进而引起疾病和损伤，这些疾病和损伤我们统称为职业性病损，其中包括工伤、职业病（如职业中毒、职业肿瘤、噪声聋、尘肺病等）和工作有关疾病。

工伤即工业外伤，工作有关疾病则指与工作有联系的受多因素影响的疾病，不仅见于职业人群也见于非职业人群。因此不是所有病种和病例都必须具备该项职业接触活动。当这一类疾病发生于劳动者时，由于职业病危害因素的接触，会使原有的疾病加剧、加速或复发，或者劳动能力明显减退。

职业病是指职业病危害因素作用于人体的强度与时间超过一定限度，人体不能代谢其造成的功能性或器质性病理改变，从而出现相应的临床症状，影响劳动能力。职业病属于工作有关疾病的一种，但与一般的工作有关疾病有所区别。职业病有立法意义，也称法定职业病，是具有法定补偿性质的疾病，需要经过具有资质的专业技术部门和人员进行诊断和确认。我国每年报告的职业病病例均是这样确定后通过职业病网络直报系统统计得出的。职业病的界定类别主要依据国家卫生和计划生育委员会 2013 年颁布的《职业病分类和目录》（10 大类 132 种）。也就是说，你从事职业活动过程中造成的疾病能否作为法定职业病，首先要依据《职业病分类和目录》及《职业病危害因素分类目录》，明确职业病危害因素接触史，其次根据职业病临床改变、生化检验或影像学检查结果，依据职业病诊断标准进行综合判定。一般而言，职业病具有如下特点。

1. 病因具有特异性，只有在接触职业病危害因素后才可能患职业病。

2. 病因大多可以检测。由于职业因素明确，发生的健康损害一般与接触水平有关，且一定范围内接触水平越高，发病人数越多。

3. 不同接触人群的发病特征不同。在不同职业病危害因素的接触人群中，常有不同的发病集丛。

4. 早期诊断，合理处理，预后较好。

5. 大多数职业病，目前尚缺乏特效治疗，应加强保护人群健康的预防措施，如尘肺病病人的肺组织纤维化目前仍是不可逆转的。

（二）如何预防职业病

职业病因为有明确的致病因素，一般是可以预防的。预防职业病的关键是控制职业病危害因素的发生，减少劳动者对职业病危害因素的接触。常见的预防措施包括工艺措施、工程措施、个体防护措施和卫生保健措施等。如铸造生产中采用低游离二氧化硅的型砂替代高游离二氧化硅的石英砂、水溶性涂料替代酚醛树脂涂料、二甲苯溶剂替代苯溶剂等，这些措施均显著降低了物料对作业者身体健康的危害，从源头上消除或降低危害的产生，属于工艺措施。矿山破碎过程产生的粉尘是导致尘肺病的主要职业病危害因素，这些粉尘的产生从工艺上是难以解决的，多采用除尘系统将粉尘通过除尘器净化除尘；许多噪声设备多采用隔音板隔离噪声；炼钢系统为防止热辐射对作业工人的健康危害常采用隔热装置，这些措施均属于工程技术措施。如果工艺和工程措施难以实现，人们往往采用比较被动的防护措施，即危害因素接触者佩戴个体防护装备，如佩戴防尘口罩防尘、佩戴耳塞耳罩防噪声、佩戴防毒面具防止毒物接触等，来减少或降低各类危害因素的接触水平。还有一些危害因素，劳动者接触后可能会导致体内某些代谢物质丧失，从而产生代谢功能紊乱，如劳动者接触强高温会导致体内失去必需的盐分，产生中暑、休克等严重危害，这种情况可采取为接触者适当补充盐分的方法，控制或减少高温中毒的发生，这些措施属于卫生保健措施。

我国几十年的职业病防治工作中，总结出了许多职业病防治工作经验，如“革”“水”“密”“风”“护”“管”“教”“查”防尘“八字方针”，在防尘工作中发挥了重要的作用。“革”即是革新技术，改革工艺过程，革新生产设备，使生产过程中不产生或少产生粉尘，以低毒粉尘代替高毒粉尘，是防止粉尘危害的根本措施；“水”为湿式作业，采用湿式作业来降低作业场所粉尘的产生和扩散；“密”即密闭尘源，对不能采取湿式作业的场所，采取密闭抽风除尘；“风”是通风除尘，通过合理通风来稀释和排出作业场所空气中的粉尘；“护”即个体防护，为接尘工人佩戴防尘口罩来减少粉尘接触；“管”即加强管理，建立健全防尘的规章制度，定期监测工作场所空气中粉尘浓度；“教”即宣传教育，对企业的安全生产管理人员、接尘工人进行职业病防治法律法规的培训和宣传教育，了解生产性粉尘及尘肺病等防治的基本知识，使工人认识到职业病是可防的；“查”即加强对接尘工人的健康检查、对工作场所粉尘浓度进行监测和各级监管部门对防治工作进行监督检查。通过这些综合措施，我们可以有效地预防职业病，保护劳动者的健康。

第六章 食品饮水

第 58 问 威胁食品安全最大的问题是什么？

目前，我国面临的最大食品安全问题仍然是食源性疾病。研究显示，食源性疾病发病率较高，且实际发现的病例只是“冰山一角”，存在一定程度的漏报情况。

《中华人民共和国食品安全法》对于食源性疾病的定义为：食品中致病因素进入人体引起的感染性、中毒性等疾病，包括食物中毒。食源性疾病的致病因素主要包括化学性因素，有毒动植物因素，霉菌、细菌、病毒等微生物因素，以及寄生虫因素等。食源性疾病主要造成人体健康和生命安全的危害，某些特定微生物可能引起特定的疾病。如阪崎肠杆菌可能引起严重的新生儿脑膜炎、小肠结肠炎和菌血症；孕妇感染单增李斯特菌后，可能引起胎儿感染甚至流产等严重后果；而肉毒梭菌产生的肉毒毒素中毒，可使人全身肌肉麻痹，甚至导致死亡。

由于食源性疾病持续威胁着人群的健康和生命安全，因此世界卫生组织推荐食品安全五要点。

1. **保持清洁** 勤洗手，拿食品前要洗手，准备食品期间也要经常洗手；便后洗手。清洗和消毒用于准备食品的所有场合和设备。避免虫、鼠及其他动物进入厨房和接近食物。

2. **生熟分开** 生肉、生禽和生海产品要与其他食品分开。处理生的食物有专用的设备和用具，如刀具和切肉板。使用器皿储存食物以避免生熟食物互相接触。

3. **做熟食物** 生食物要彻底做熟，尤其是肉、禽、蛋和海产品。

4. **保持食物的安全温度** 熟食在室温下不得存放2小时以上。所有熟食和易腐烂的食物应及时冷藏（最好在5℃以下）。熟食在食用前应保持60℃以上的温度。即便在冰箱中也不能过久储存食物。冷冻食物不要在室温下化冻。冷冻食物解冻的最好办法是微波炉解冻、冰箱冷藏室或清洁流动水解冻。

5. **使用安全的水和原材料** 使用安全的水对食物进行处理以保障健康安全。挑选新鲜和有益健康的食物。可选择经过一定加工的食品，例如经过低热消毒的牛奶。水果和蔬菜要洗干净，尤其是生食时要格外注意。不吃超过保质期的食物。

第59问 常见的食物中毒有哪些？怎么预防？

食物中毒是食品安全领域中一个常见且严重的问题，可分为细菌性、真菌性、植物性、动物性以及化学性食物中毒五类。

（一）细菌性食物中毒

导致细菌性食物中毒的常见原因有如下几种。

1. **贮存食品不当** 如在8～60℃条件下存放熟制的高危易腐食品2小时以上，或在不适当温度下长时间贮存高危易腐的原料或半成品。

2. **未烧熟煮透食品** 因烹饪前未彻底解冻食品、熟制时食品的体积较大或熟制时间不足等，导致加工制作时食品的中心温度未达到70℃以上。

3. **未充分再加热食品** 经长时间贮存的食品，在食用前未充分再加热，食品的中心温度未达到70℃以上。

4. **生熟交叉污染** 如熟制后的食品被生的食品原料污染，或被接触过生的食品原料的表面（如操作台、容器、手等）污染；接触熟制后食品的操作台、容器、手等被生的食品原料污染。

5. **进食不洁食物** 如未彻底清洗、消毒的生食品。

6. **从业人员污染食品** 从业人员患有消化道传染病或是消化道传染病的带菌者，或手部有化脓性或渗出性伤口，加工制作时由于手部接触等原因污染食品。

主要预防措施有如下几种。

1. **避免污染** 主要指避免熟制后的食品受到病原菌污染。如避免熟制后的食品与生的食品原料接触；从业人员经常性清洗手部，接触直接入口食品的从业人员还应在清洗手部后进行手部消毒；保持餐饮服务场所、设施、设备、加工制作台面、容器、工具等清洁；消灭鼠类、虫类等有害生物，避免其接触食品。

2. **控制温度** 采取适当的温度控制措施，杀灭食品中的病原菌或控制病原菌生长繁殖。如加热熟制食品时，使食品的中心温度达到70℃以上；贮存熟制食品时，将食品的中心温度保持在60℃以上热藏或在8℃以下冷藏（或冷冻）。

3. **控制时间** 尽量缩短食品的存放时间，包括当餐加工制作食品当餐食用以及尽快使用食品原料、半成品等。

4. **清洗和消毒** 清洗消毒所有接触食品的物品，包括直接入口食品的工具、容器等物品以及生吃的蔬菜、水果。

5. **控制加工制作量**　食品加工制作量应与加工制作条件相吻合。食品加工制作量超过加工制作场所、设施、设备和从业人员的承受能力时，加工制作行为较难符合食品安全要求，易使食品受到污染，引起食物中毒。

（二）真菌性食物中毒

通常由于食品贮存不当，受到真菌污染并在适宜的条件下生长繁殖、产生毒素。如霉变的谷物、甘蔗等。

主要预防措施包括如下几点。

1. 严把采购关，防止霉变食品入库。

2. 控制存放库房的温度、湿度，缩短贮存时间，定期通风，防止食品在贮存过程中霉变。

3. 定期检查食品，及时清除霉变食品。

4. 加工制作前，认真检查食品的感官性状，不得加工制作霉变食品。

（三）动物性食物中毒

1. 食用天然含有有毒成分的动物或动物组织。如野生动物、未经农产品加工企业加工的河鲀、织纹螺、鱼胆、动物甲状腺等。

2. 在一定条件下，可食的动物性食品产生了大量有毒成分。如组氨酸含量较高的鲐鱼等鱼类在不新鲜或发生腐败时，产生大量组胺。

主要预防措施包括如下几点。

1. **河鲀引起的食物中毒**　禁止采购、加工制作所有品种的野生河鲀和未经农产品加工企业加工的河鲀。

2. **鲐鱼引起的食物中毒**　采购新鲜的鲐鱼；在冷冻（藏）

条件下贮存鲐鱼，并缩短贮存时间；加工制作前，检查鲐鱼的感官性状，不得加工制作腐败变质的鲐鱼。

（四）植物性食物中毒

1. 食用天然含有有毒成分的植物或其制品，如鲜白果、曼陀罗果实或种子及其制品等。

2. 在一定条件下，可食的植物性食品产生了大量有毒成分，加工制作时未能彻底去除或破坏有毒成分。例如，马铃薯发芽后，幼芽及芽眼部分产生大量龙葵素，加工制作不当未能彻底去除龙葵素。

3. 植物中天然含有有毒成分，加工制作时未能彻底去除或破坏有毒成分。如烹饪四季豆的时间不足，未能完全破坏四季豆中的皂素；煮制豆浆的时间不足，未能彻底去除豆浆中的胰蛋白酶抑制物等。

主要预防措施包括如下几点。

1. 天然含有毒成分的植物或其制品。禁止采摘、购买、加工和食用鲜白果、曼陀罗果实或种子等含有毒成分的植物或其制品。

2. 四季豆引起的食物中毒。烹饪时先将四季豆放入开水中烫煮 10 分钟以上再炒，每次烹饪量不得过大，均匀受热。

3. 豆浆引起的食物中毒。将生豆浆加热至 80℃时，会有许多泡沫上涌，出现“假沸”现象。应将上涌泡沫除净，煮沸后再以文火维持 5 分钟以上，可彻底破坏豆浆中的胰蛋白酶抑制物。

4. 发芽马铃薯引起的食物中毒。将马铃薯贮存在低温、无阳光直射的地方，避免马铃薯生芽。

（五）化学性食物中毒

1. 在种植或养殖过程中，农产品受到化学性物质污染，或在食用农产品时的农药或兽药残留剂量较多。

2. 在运输、贮存、加工制作过程中，食品受到化学性物质污染。如使用盛放过有机磷农药的容器盛放食品，导致食品被污染。

3. 误将化学性物质作为食品、食品添加剂食用、饮用或使用。例如，误将甲醇燃料作为白酒饮用，误将亚硝酸盐作为食盐使用。

4. 食品中的营养素发生化学变化，产生有毒有害物质。例如，食用油脂酸败后，产生酸、醛、酮类及各种氧化物等。

5. 在食品中添加非食用物质，或超剂量使用食品添加剂。

主要预防措施包括如下几点。

1. **农药引起的食物中毒** 使用流水反复涮洗蔬菜（油菜等叶菜类蔬菜应掰开后逐片涮洗），次数不少于3次，先洗后切。接触农药的容器、工具应做到专物专用，有醒目的区分标识，避免与接触食品的容器、工具混用。

2. **亚硝酸盐引起的食物中毒** 禁止采购、贮存、使用亚硝酸盐（包括亚硝酸钠、亚硝酸钾），避免误作食盐使用。

第60问 食品为什么要生熟分开？

随着食品安全理念的普及，很多家庭越来越注意新鲜食材的预处理，如生吃的水果、蔬菜应清洗干净或者削皮后食用；肉类食材应彻底加热，尽可能杀灭食物中的细菌。尽管如此，有些人有时还是会感染食源性疾病。到底是哪个环节出了问题？研究表明，生熟不分是一个重要的原因。

早在2001年世界卫生组织就在《食品安全五大要点》中提出过生熟分开的概念。“生”是指未经烹饪过程，或尚未加工处理的不能供人直接食用的食品，如肉、禽、蛋、海产品、蔬菜等；“熟”是指食品经过适当方式的熟制或其他加工过程，使食品达到可供人直接食用的要求，如直接食用的乳制品、熟肉制品、水果、凉拌黄瓜等；“生熟分开”要求在食物的储藏和加工制作的过程中将生熟食物分开。

生食品和熟食品最大的区别在于——生食品通常会携带有可能导致疾病发生的细菌、病毒和寄生虫卵。而在日常生活中，不良的厨房卫生操作习惯，会将残留在餐具和器具上的细菌转移到食物表面，特别是肉类、禽类、海产品及其汁水中可能含有沙门氏菌、副溶血性弧菌等致病性微生物。这些致病性微生物仅凭简单的清洗是无法去除的，尤其在湿热的季节会在短时间内大量繁殖。此外，厨房冰箱里的食物生熟混放（如生鸡蛋与熟食放置在一起）、盛器不密闭、使用同一洗碗布清洗不同食材的容器、接触食材的筷子再去取食物或手直接接触食材后未及时清洗就去接触其他食物等都会导致交叉污染。如果在加工、储存食物时，不注意生熟分开，食用了被这些细菌污染的食品，极易导致食源性疾病，危害人体健康。以沙门氏菌感染为例，人感染沙门氏菌后可能出现发热、腹泻、呕吐、腹痛等症状，通常持续2～7天。大部分感染者无须特殊治疗即可自愈，但对婴幼儿、老年人和免疫功能低下者等特殊人群来说，则可能出现重症甚至威胁生命。

那么如何做到生熟分开？

1. **购物袋生熟分开**　在超市或菜市场采购食物时，至少准备两个购物袋以便将生熟食品分开，特别是生的肉类、家禽及海产品。用1 ∶ 99的84消毒液定期浸泡可重复使用的购物袋，20分钟后再清洗、晾干，建议定期更换购物袋。

2. **食品保存时生熟分开** 冰箱储藏食品时要遵循“生熟分开”原则。生的肉类、禽类、蛋类、海产品、蔬菜等要用适宜容器装好后放在下层，其中需要隔离且温度需保持在0℃左右的食物，放在最下面的保鲜盒或保鲜抽屉中；可以直接食用的乳制品、熟肉制品、罐头、饮料和水果等要放在上层，避免串味和交叉污染。此外，冰箱储存食品不宜过多，要留有余地，食物也不能长期存放，且冰箱要定期清洗、消毒和通风。

3. **烹饪过程生熟分开** 建议用于生食和熟食的切割刀具与砧板分开、专用。砧板应表面光洁、无缝隙，使用前用沸水冲洗，使用后清洗彻底，于通风处干燥。洗食材和盛食物的容器及抹布要分开，使用后用热水和洗涤剂清洗，并用沸水浸泡，拧干后通风晾干。木质筷子长时间使用不易清洗干净，建议定期更换筷子。

第61问 如何选购熟食?

熟食因具有方便、快捷的特点而深受人们的喜爱。熟食是餐桌上的常客，在不想做饭时可以作为菜品，在旅途休闲时可以当作零食，在进食宵夜时也常常充当主力。但是，熟食作为一种加工食品其所带来的食品安全风险也不容小觑。选购熟食时，我们一定要注意以下情况。

如果购买的是预包装熟食，首先检查食品包装标识是否齐全，是否有产品质量检验合格证明，是否有中文标明的产品名称、生产厂厂名和厂址，是否在保质期内，是否按照贮存要求进行贮存。

如果购买的是散装或裸装熟食，一定要注意挑选卫生达标、有资质的门店。

1. 请选择在证照齐全、管理规范的商场、超市和市场购买，不要因贪图便宜而购买流动摊贩或来源不明的食品。

2. 要注意查看店内公示的食品经营许可证、健康证及食品安全监督信息公示牌。

3. 观察店内环境是否洁净、卫生，经营区与生活区是否分开，加工区与销售区是否分开。

4. 查看加工过程中成品、半成品、原材料及其工具容器是否分开，是否存在生熟交叉使用或混放的情况。

5. 存放熟食的柜台要四面密闭并设有防尘设施，并将温度控制在 0 ~ 4℃。

6. 售卖人员要佩戴口罩、发帽，穿着清洁的工作服，拿取食品时要使用消毒后的钳子。

7. 购买商品时要注意保存相关购物凭证，一旦出现食品安全问题，可及时拨打 12315 投诉举报电话或到市场监管部门进行投诉举报，依法维护自身合法权益。

熟食虽然方便、好吃，但是在烹饪过程中往往会加大量油、盐、糖等调味料，高血压、高血糖、高血脂人群应适量食用。购买回来的散装熟食一定要冷藏存放并尽快食用，存放时间过长的食品不仅会产生亚硝酸盐等对人体有害的物质，还会滋生各类致病菌。通过这些细致的选购和储存方法，我们可以更加安全地享受熟食带来的便利和美味。

第62问 什么是“三无食品”？

我们经常看到新闻调查中揭露“三无食品”，也常常听到不要购买“三无食品”，那么“三无”到底是指哪三无呢？

其实“三无食品”是一种旧有说法，通常是指无生产日期、无质量合格证（或生产许可证）以及无生产厂家，来源不明的食品。

2018年修订的《中华人民共和国产品质量法》第二十七条规定，产品或者其包装上的标识必须真实，并符合下列要求。

1. 有产品质量检验合格证明。

2. 有中文标明的产品名称、生产厂厂名和厂址。

3. 根据产品的特点和使用要求，需要标明产品规格、等级、所含主要成分的名称和含量的，用中文相应予以标明；需要事先让消费者知晓的，应当在外包装上标明，或者预先向消费者提供有关资料。

4. 限期使用的产品，应当在显著位置清晰地标明生产日期和安全使用期或者失效日期。

5. 使用不当，容易造成产品本身损坏或者可能危及人身、财产安全的产品，应当有警示标志或者中文警示说明。裸装的食品和其他根据产品的特点难以附加标识的裸装产品，可以不附加产品标识。

针对有包装的食品，也称预包装食品，是指“预先定量包装或者制作在包装材料和容器中的食品，包括预先定量包装以及预先定量制作在包装材料和容器中并且在一定量限范围内具有统一的质量或体积标识的食品”。在2011年发布的《食品安全国家标准—预包装食品标签通则》中明确要求直接向消费者提供的预包装食品标签标示应包括食品名称、配料表、净含量和规格、生产者和/或经销者的名称、地址和联系方式、生产日期和保质期、贮存条件、食品生产许可证编号、产品标准代号及其他需要标示的内容。

消费者在选购食品时，一定要仔细查看食品标签，标签内容不齐全、标签不完整（部分脱落）、标签不规范（如进口食品必须贴有使用规范汉字的中文标签）不要购买。

在食品标签内容标注齐全、完整、规范的前提下还要注意以下几点。

一是从食品标签上标明的食品类型区分食品的内涵及特征。

二是从配料表上识别食品的内在质量及特殊效用。我国食品配料表要求各种配料应按制造或加工食品时加入量的递减顺序一一排列，加入量不超过2%的配料可以不按递减顺序排列。

三是从净含量或固形物含量上识别食品的数量及价值。

四是从生产日期和保质期上识别食品的新鲜程度。

五是利用标签的其他内容指导购买（如是否含有致敏原）。

如果消费者发现并证实食品标签的标识与实际品质不符可以依法投诉并可获得赔偿。

第63问 如何选购外卖？

如今外卖送餐越来越普遍，极大地方便了人们的生活，但随之而来的外卖食品安全问题也屡见不鲜。那么，我们如何选购外卖避免食品安全风险呢?

外卖食品同样适用于《中华人民共和国食品安全法》，同时针对外卖食品，国家食品药品监督管理总局于2017年公布了《网络餐饮服务食品安全监督管理办法》，相关机构于2021年修改了《网络食品安全违法行为查处办法》。

根据《网络餐饮服务食品安全监督管理办法》相关规定，“网络餐饮服务第三方平台提供者和入网餐饮服务提供者应当在餐饮服务经营活动主页面公示餐饮服务提供者的食品经营许可证。食品经营许可等信息发生变更的，应当及时更新。网络餐饮服务第三方平台提供者和入网餐饮服务提供者应当在网上公示餐饮服务提供者的名称、地址、量化分级信息，公示的信息应当真实。”《网络食品安全违法行为查处办法》中也有具体要求，“通过第三方平台进行交易的食品生产经营者应当在其经营活动主页面显著位置公示其食品生产经营许可证。通过自建网站交易的食品生产经营者应当在其网站首页显著位置公示营业执照、食品生产经营许可证。餐饮服务提供者还应当同时公示其餐饮服务食品安全监督量化分级管理信息。相关信息应当画面清晰，容易辨识。”

在2018年发布的《餐饮服务明厨亮灶工作指导意见》中明确提出：“鼓励采用视频式展示的入网餐饮服务提供者将视频信息上传至其加入的网络餐饮服务第三方平台。网络餐饮服务第三方平台要为视频信息上传、社会公众观看提供接口、展示页面。”

根据以上文件，消费者在选购外卖时可以参考以下几点。

一是平台是否正规，是否符合相关规定，是否建立投诉举报处理制度并公开投诉举报方式，同时是否对涉及消费者食品安全的投诉举报及时跟进处理。

二是外卖食品提供方是否清晰公示了食品生产经营许可证、营业执照及餐饮服务食品安全监督量化分级管理信息。

三是外卖食品提供方是否有明厨亮灶的相关视频展示。

四是收到外卖食品时检查包装是否完整，密封条是否未被破坏。

五是建议选择知晓其现实环境的外卖食品提供方。

六是如遭遇食品安全问题，任何组织或者个人均可向市场监督管理部门举报网络食品安全违法行为。

第 64 问　分餐制和使用公筷公勺有哪些好处?

一直以来，中国人传统的用餐习惯是家人同桌合餐，同吃一盘菜、同喝一盆汤，筷来箸往，既是吃饭，也是情感交流，但这也为疾病传播埋下了隐患。就餐者的唾液由私筷直接接触饭菜，这些饭菜就很可能沾染上病原微生物，再经由其他人的私筷被送入口中，引起交叉感染。比如能诱发胃癌的幽门螺杆菌就会存在于感染者的牙菌斑和唾液中，在不分餐的情况下，筷子很可能成为病菌的传播媒介。聚餐时，大家用私筷同吃一盘菜，只要一个人体内有幽门螺杆菌，就可能传染给其他人，这也是不少家庭“一人得病，全家感染”的重要原因。除了幽门螺杆菌，流行性感冒病毒、诺如病毒等也会通过这种方式传播。世界卫生组织统计数据表明，唾液是疾病传播的主要途径之一，很多疾病是在互相夹菜、公私筷不分中悄悄传播蔓延的。因此，无论是为了自身还是他人的健康，都应该鼓励

“分餐制和公筷公勺”。

分餐制是指把主食和菜肴分配到不同就餐者的餐盘和碗中，用餐者使用个人餐具进食的就餐方式。公筷公勺是指将公用的筷子和勺子放在菜盘上，方便就餐者夹菜，但不可以用来进食，即“公筷夹菜，私筷进食”。

那么，推广分餐制、使用公筷公勺有什么好处呢？

1. **避免细菌、病毒传播**　公筷分餐能有效减少病原微生物通过唾液进行传播，降低传染性疾病的发生，例如幽门螺杆菌、甲肝病毒、诺如病毒、轮状病毒等的传播。

2. **节约粮食，减少浪费**　分餐可以各取所需，根据自己的饭量和需要进食，同时剩余的饭菜也可以放心打包和分装，能有效减少食物浪费，约束大吃大喝。

3. **营养均衡，防止偏食**　使用分餐制便于把控食物数量、品种，做到营养均衡、合理搭配、规律有恒。

在家庭中我们该如何践行分餐制呢？

1. **固定餐具**　每个家庭成员应有自己的碗、筷子、勺子、水杯，且容易辨别。

2. **践行分餐**　可以把做好的饭菜直接分到家庭成员的盘子、碗里。

3. **公筷公勺**　每个人使用自己的碗、筷子和勺子吃饭，最好每道菜配备公筷或公勺，与其他餐具有明显区分，便于识别，使用完公筷公勺后应放回原处。

4. **儿童喂养**　鼓励孩子尽早独立进食，养成使用公勺公筷的好习惯；对不能进食的婴幼儿，要用适当的方式感受孩子食物的温度，避免用嘴尝孩子的食物、帮助孩子咀嚼食物、口对口喂食孩子、与孩子共用餐具等。

第 65 问 国家对食品从业人员有哪些要求？

根据国务院卫生行政部门规定，患有霍乱、细菌性和阿米巴性痢疾、伤寒和副伤寒、病毒性肝炎（甲型、戊型）、活动性肺结核、化脓性或者渗出性皮肤病等有碍食品安全疾病的人员，不得从事接触直接入口食品的工作。

为了保障食品安全，从业人员的个人卫生非常重要，具体要求包括如下几点。

1. 从业人员应保持良好的个人卫生，不得留长指甲、涂指甲油。

2. 工作时，应穿清洁的工作服，不得披散头发，不得佩戴手表、手镯、手链、手串、戒指等饰物。

3. 食品处理区内的从业人员不宜化妆，应戴清洁的工作帽，确保工作帽能将头发全部遮盖。

第 66 问 农贸市场“农药残留检测”有什么用？

在农贸市场、超市的蔬菜售卖区等地方，细心的消费者可能会注意到墙上或电子显示屏上公示的“农药残留检测信息”，上面列出了蔬菜、瓜果的名称和检测结果，这是做什么用的呢？

要回答这个问题，首先得引出另一个问题：食品安全。“民以食为天，食以安为先”。随着经济社会的发展，物质生活越来越丰富，但媒体报道上偶尔出现的“毒韭菜”“打蜡苹果”“泡药沃柑”和“硫黄枸杞”等食品安全事件强烈刺激我们的神经，食品安全越来越受到人们的关注。“农药残留检测信息”目的是让消费者了解所购买农产品的安全性。

我国是农业大国，农作物常会受到病虫草鼠等有害生物的威胁，及时有效施用农药可以控制这些有害生物，防止它们对农作物造成进一步的损害，避免影响作物的生长、品质和产量。然而，农药是一柄“双刃剑”，在有效控制或消灭农业、林业的病、虫及杂草危害，提高农产品产量和质量的同时，也会因为累积毒性，产生致癌、致畸、致突变的风险。农药残留的危害主要有以下几点。

（一）影响人体健康

食用含有高毒、剧毒农药残留的食物会引发人、畜急性中毒，长期食用农药残留超标的果蔬等农副产品，可能引起慢性中毒，导致疾病发生，甚至影响下一代。

（二）影响农业生产

由于不合理使用农药，特别是除草剂，导致药害事故发生，引起大面积减产甚至绝产，严重影响农业生产。

农药残留检测就是确保我们农产品安全的一种手段。使用农药时，要严格执行停药期和用药范围，将农药残留降解到安全标准范围内，确保农产品的安全。

为有效监测果蔬农药残留，根据市场监管部门的要求，农贸市场、生鲜超市等经营场所需建立农药残留检测室，由辖区内市场监督管理部门的监管人员或农贸市场、生鲜超市的开办者负责按照相关流程，每天对售卖的水果、蔬菜等农产品以随机抽样的形式进行农药残留检测，并将农药残留检测结果在醒目位置及时、真实地公示，接受消费者的监督。农药残留超标的果蔬将不允许进行售卖。

随着科学技术的不断进步，各种先进的检测技术也应用于食品检测中。常用的农药残留分析检测技术有气相色谱法（GC）、液相色谱法（HPLC），气相色谱－质谱法（GC-MS）、液相色谱－质谱法（LC-MS），快速检测法等。检测范围覆盖蔬菜、水果、茶叶、粮食、农副产品等。

对消费者而言，除了农药残留检测前置把关外，生活中还有哪些方法能够有效除去农产品的农药残留呢？常见的方法有以下几种。

1. **浸泡水洗法**　适用于叶类蔬菜，如菠菜、金针菜、韭菜等，浸泡时间不宜超过 10 分钟，以免表面残留农药渗入蔬菜内。

2. **碱水浸泡法**　此方法是有效去除农药污染的措施，可用于各类蔬菜水果。

3. **焯水法**　常用于处理芹菜、菠菜、小白菜、圆白菜、豆角等蔬菜。

4. **去皮法**　可用于苹果、梨、黄瓜、茄子、西葫芦、萝卜等。

5. **储存法**　适用于苹果、土豆、南瓜、冬瓜等不易腐烂的农产品，一般可存放 15 天以上。

第 67 问　什么是食品添加剂的“五专”要求？

食品添加剂的“五专”指如下 5 点。

1. 专店采购，到有资质的专卖店进行采购，索取相应票证备查。

2. 专柜存放，将食品添加剂放在指定区域的专柜保存。

3. 专人负责，由两名经过培训的厨师共同领取、使用、配制。

4. 专用工具，使用经过计量认证的衡器进行定量。

5. 专用台账，使用规范的台账，每次使用按照要求逐项登记。

第 68 问 食品包装上的 QS 是什么意思？如何看食品标签？

QS 是食品“质量安全”（quality safety）的英文缩写，带有 QS 标志的产品就代表着已经经过国家的批准，所有的食品生产企业必须经过强制性的检验合格，且在最小销售单元的食品包装上标注食品生产许可证编号并加印食品质量安全市场准入标志（“QS”标志）后才能出厂销售。

那么，日常生活中我们购买食品时该怎么看食品标签呢？

（一）核对产品的生产日期、保质期和储藏条件

这些信息能帮助我们判断食品的新鲜度，避免食用过期变质的食品。储藏条件也是关键，若储藏条件与标签标注不符，可能会影响食品的安全性。

（二）查看配料表

配料表是按照食品成分含量由多到少的顺序排列的，配料表越短，产品的添加成分越少，加工程度越低，越接近天然。同时注意配料表中含有的食用香精和稳定剂等食品添加剂，只要按国家标准合理使用，也是安全的。

（三）查看营养成分表

营养成分表必须包含能量、蛋白质、脂肪、碳水化合物和

钠等基本信息，这些核心营养素与健康密切相关。此外，营养素参考值百分比（NRV%）提供了一个更直观的指标，帮助我们了解食品营养成分的含量与推荐摄入量的关系。

（四）注意食品类别和过敏原信息

标签上的食品类别能反映出食品的本质，而过敏原信息对于有特殊饮食需求或过敏体质的消费者尤为重要。

（五）了解食品添加剂

很多食品都含有食品添加剂，但了解常见的食品添加剂及其作用有助于消费者做出选择。

通过上述步骤，消费者可以更全面地了解食品标签的信息，从而做出更健康的食品选择。

第69问 食品添加剂到底是“魔鬼”还是“天使”？什么是食品非法添加物？

在不少人眼里，食品添加剂等同于有毒有害的化学物质，所以倾向于“纯天然”的替代品，不去触碰有食品添加剂的食品。奶粉中添加三聚氰胺、面粉里添加吊白块、用苏丹红腌鸭蛋……这些大家听说过的案例里面添加的物质是食品添加剂吗？是正常使用还是非法添加？食品添加剂正确的使用方式又是怎样的？下面就给大家科普一下食品添加剂到底是“魔鬼”还是“天使”。

（一）什么是食品添加剂

根据我国食品安全国家标准，食品添加剂是为了改善食品品质，色、香、味，以及为防腐和加工工艺需要而加入食品中的人工合成或天然物质。目前我国食品添加剂有22个类别，

2 000多个品种，包括酸度调节剂、抗结剂、消泡剂、抗氧化剂、漂白剂、膨松剂、胶基糖果中基础剂物质、着色剂、护色剂、乳化剂、酶制剂、增味剂、面粉处理剂、被膜剂、水分保持剂、防腐剂、稳定剂和凝固剂、甜味剂、增稠剂、食品用香料、食品工业用加工助剂等。

（二）为什么一定要使用食品添加剂

对于现代生活来说，食品添加剂不但重要而且必要。如果没有它们，我们的生活反倒会更加危险。目前全世界范围内，因食用致病微生物污染的食品而引发的疾病，是食品安全头号问题，如果不使用防腐剂和保鲜剂，肉制品、烘烤食品、方便食品、水果，甚至酱油和醋等食物或调味品很容易被致病微生物污染，危害人体健康。

食品添加剂大大促进了食品工业的发展，可以说，没有食品添加剂，就没有现代化的食品工业和丰富多彩的食品世界。冰激凌不添加“增稠剂”和“乳化剂”，大部分会跟老冰棒一样硬；食用油不添加“抗氧化剂”，保质期会大大缩短，新买的油很快会有怪味；没有了添加剂，超市里再也看不到火腿、香肠、熟肉罐头等熟肉制品了，我们最爱喝的饮料也不会存在了。

（三）食品添加剂安全吗

为什么大家听到食品添加剂就觉得它有害？那是因为大家常常把食品添加剂和食品非法添加物混淆。国家专门制定了《食品安全国家标准　食品添加剂使用标准》（GB 2760—2024）来规范使用食品添加剂。只有列在该标准内的物质才被认定为合法的食品添加剂。而诸如三聚氰胺、苏丹红、瘦肉精，均为非法添加物，与食品添加剂截然不同。

我国对食品添加剂的生产有严格规定，食品添加剂使用需遵循五项原则。

1. 不应对人体产生任何健康危害。

2. 不应掩盖食品腐败变质。

3. 不应掩盖食品本身或加工过程中的质量缺陷或以掺杂、掺假、伪造为目的而使用食品添加剂。

4. 不应降低食品本身的营养价值。

5. 在达到预期效果的前提下尽可能减少在食品中的使用量。

使用食品添加剂的关键在于使用量，抛开剂量谈危害是不科学的。任何一种食品添加剂在规定的范围和用量下使用不仅是安全的，也是必要的。

那么，也许有人会问，每种虽然都在标准内，但是一天吃那么多食物，加在一起摄入的量还安全吗？答案是“安全的”。GB 2760—2024 中规定了食品添加剂在各种食品中的最大使用量，其目的是确保一天吃多种食品时，食品添加剂的摄入量不超过每日允许摄入量（ADI）。而这个 ADI 值是经过国家相关部门评估而来的，也就是在确保不产生健康风险的情况下，以体重为基础的人体每日可能摄入的食品添加剂量。所以即使一天吃很多种食品，也不会造成摄入的食品添加剂过量。

我们需要注意的是会对特殊人群造成不利影响的食品添加剂。比如甜味剂阿斯巴甜，在 GB 2760—2024 中规定添加阿斯巴甜的食品应标明：“阿斯巴甜（含苯丙氨酸）”。此外，像二氧化硫、硫黄、亚硫酸盐等含硫食物在婴幼儿食品中禁止使用，在可以添加的食品中也有严格的最大使用量和残留量的规定，以避免对人类健康产生危害。

总之，只要按照国家标准的要求添加食品添加剂，合理规范使用，安全性就是有保障的，我们大可不必“谈剂色变”。

食品添加剂并不是洪水猛兽，我们需要科学地认识它，理性地对待它。它们本身就是我们生活的一部分，我们躲不开也无须躲开，要用它好的一面去造福人类，并通过标准防止危害的一面出现。

第70问 餐厅里张贴的“ABC”是什么意思？

走进一家餐厅，我们常常会在显眼的位置看到墙壁上张贴着印有“ABC”三个字母并对应着“笑脸”“平脸”和“哭脸”三个脸谱图形的标识，这个标识代表的是什么意思呢？

这其实是食品安全监督信息公示牌，上面公示的是餐饮服务食品安全监督量化等级，一共有“良好”“一般”“较差”“差”四个等级，分别用字母A、B、C、D表示。那么，为什么我们看不到“D”等级呢？因为D等级代表“差”，需要停业整改。

根据《食品生产经营监督检查管理办法》相关规定，县级以上地方市场监督管理部门按照国家市场监督管理总局的规定，根据风险管理的原则，结合食品生产经营者的食品类别、业态规模、风险控制能力、信用状况、监督检查等情况，将食品生产经营者的风险等级从低到高分为A级风险、B级风险、C级风险、D级风险四个等级。食品生产经营者未按照规定在显著位置张贴或者公开展示相关监督检查结果记录表，撕毁、涂改监督检查结果记录表，或者未保持日常监督检查结果记录表至下次日常监督检查的，由县级以上市场监督管理部门责令改正；拒不改正的，给予警告，可以并处 5 000 元以上 5 万元以下罚款。

所以，我们选择餐饮店就餐时要先查看“食品安全监督信息公示牌”，优先选择食品安全风险较低的餐饮店。

第 71 问 餐馆里的餐饮具是如何消毒的?

随着人民群众生活水平的不断提高，外出就餐成了许多消费者的选择。人们就餐时不仅关注菜品的味道、食材的新鲜和安全等，还会关注餐饮具的卫生安全问题。

首先，我们要了解餐馆里的餐饮具是如何消毒的，主要包括物理消毒和化学消毒两大类。

1. **物理消毒** 采用蒸汽、煮沸消毒的，温度一般控制在 100℃，并保持 10 分钟以上；采用红外线消毒的，温度一般控制在 120℃以上，并保持 10 分钟以上；采用洗碗机消毒的，消毒温度、时间等应确保消毒效果满足国家相关食品安全标准要求。

2. **化学消毒** 主要为使用各种含氯消毒剂消毒，在确保消毒效果的前提下，可以采用其他消毒剂和参数。

方法一：使用含氯消毒剂（不包括二氧化氯消毒剂）的消毒方法。严格按照含氯消毒剂产品说明书标明的要求配制消毒液，消毒液中的有效氯浓度宜在 250mg/L 以上；将餐饮具全部浸入配制好的消毒液中 5 分钟以上；用自来水冲去餐饮具表面残留的消毒液。

方法二：使用二氧化氯消毒剂的消毒方法。严格按照产品说明书标明的要求配制消毒液，消毒液中的有效氯浓度宜在

100～150mg/L；将餐饮具全部浸入配制好的消毒液中10～20分钟；用自来水冲去餐饮具表面残留的消毒液。

其次，在使用复用餐饮具时，我们需要注意哪些事项呢？主要包括以下几个方面。

1. **观察** 饭店是否配备消毒柜，消毒柜中餐饮具摆放是否规范，消毒柜是否正常工作，是否存在摆样子、未启动的情况。

2. **外观** 复用餐饮具应表面光洁，不得有附着物，不得有油渍、泡沫和异味。

3. **询问** 使用前向餐馆询问是否已经消毒，拒绝使用未经消毒的复用餐饮具。

4. **注意** 使用公筷公勺，避免交叉污染。

第72问 家里的自来水能直接饮用吗?

很多人都有疑问：家里的自来水能直接饮用吗？下面我们来一起寻求答案。

为保障广大居民饮用水安全，我国制定并出台了多项国家标准，如《生活饮用水卫生标准》（GB 5749—2022）、《生活饮用水标准检验方法》等，其中《生活饮用水卫生标准》于2022年3月15日发布了新的修订版本。在修订版中，它规定了生活饮用水水质要求、生活饮用水水源水质要求、集中式供水单位卫生要求、二次供水卫生要求、涉及饮用水卫生安全的产品卫生要求及水质检验方法等内容，对饮用水安全提出了更加严格的卫生要求。

根据国家标准和相关法律法规要求，自来水厂通过对自然环境中水源的水进行“混凝、沉淀、过滤、吸附、消毒”等过程的处理，使出厂的自来水水质达到了国家标准要求，并且自来水厂要每天对出厂水质进行监测和结果记录，当地卫生监督等部门也会定期或不定期对出厂水、末梢水等进行抽样监测和结果公示，以保障水质达标。那么，既然采取了这些措施，水质达标是否代表可以放心直接饮用呢？接着往下看。

第一，为保障自来水输送到用户家中持续杀菌、消毒，一般采用添加适量含氯消毒剂的方式进行消毒和输送，确保用户家中末梢水中含有一定量的余氯。关于氯含量，《生活饮用水卫生标准》中规定限值为≥ 0.05mg/L，确保水质安全。但余氯也存在一些影响，如在输配过程产生消毒副产物，有氯气味影响口感等，因此建议将自来水煮沸后饮用。

第二，出厂水通过管道输送到用户家中的过程中，可能存在二次污染的风险。如自来水管道老化、生锈等原因导致水质变差，这一现象在家中自来水长期未使用后刚一开启时比较明显，可以明显看到刚开启时水龙头会流出黄色铁锈色水。此外，还有其他原因导致自来水在管道运输过程中的被污染风险，因此不建议直接饮用。

第三，有二次供水被污染的风险。目前城市高层建筑普遍采用二次加压供水的方式，会设计蓄水池、安装加压设备及其他配套设施。除上述余氯、输送管道影响家中水质外，二次供水的蓄水池及相关设施卫生好坏也直接影响高层住户家中的饮用水水质。若二次供水设施的卫生管理没有做好，蓄水池中易出现有害藻类、致病微生物等，给高层住户家中饮用水水质带来巨大影响。

综上，为了保障你和家人的饮水安全，建议不要直接饮用家中自来水。

第73问 家里自来水出现异味、浑浊、有颜色等情况时应该怎么办?

根据《生活饮用水卫生标准》(GB 5749—2022)规定,自来水应该是无异臭、异味,无肉眼可见物,色度≤15,浑浊度≤1NTU。简单来说,合格的自来水应该是澄清、无色、无味的;同时,为保证消毒效果,末梢水中含有一定的余氯,因此水中含有轻微消毒水气味也是正常现象。

如果你发现家中自来水出现异味、浑浊、有颜色等现象,这可能是自来水水质被污染破坏了。例如在2019年4月中旬,某市的自来水开始有异味,4月17日后,水体逐渐变绿,并有明显的腥臭味,后经调查发现为水源地出现"水华"现象,导致水中藻类大量繁殖,水体呈异常绿色,水厂制水效果明显减弱,出厂水和末梢水色度、异味明显。

如果你家中自来水出现异常情况,不要着急,应该采取以下措施。

1. 立即暂停饮用、食用自来水,包括直接饮用、煮沸饮用、做饭、洗菜等,避免导致健康损害。

2. 及时用干净的容器(如矿泉水瓶)接取有异样的自来水,保存样品供后续调查检测。

3. 询问周围邻居是否有相同情况发生,确认是个别情况还是普遍情况。

4. 如果邻居有相同情况,可告知供水部门、卫生部门或物业管理部门,并协助查找水质异常的原因。

5. 若短时间内无法解决，应购买一些桶装水或瓶装水以保障家庭生活用水需要。

为保障用水安全，日常使用自来水时，首先要留意自来水颜色有无异常，有无异味等，在某地曾出现过居民外出回家因口渴直接饮用了被重金属污染的自来水而生病住院的情况；另外，对于长期未使用的水龙头，使用前应扭开水龙头放水一段时间，不要怕浪费，这是排出水龙头及近段管道中长期积存的、可能被污染的“死水”，有利于保护自身和家人的饮水健康；最后，再次强调饮水卫生，不要直接饮用自来水，应煮沸后饮用。

第 74 问 你知道为什么小区里会定时停水清洗水箱吗？

要回答这个问题，首先了解下什么是二次供水。根据《二次供水工程技术规程》（CJJ 140—2010）的定义，二次供水是指当民用与工业建筑生活饮用水对水压、水量的要求超过城镇公共供水或自建设施供水管网能力时，通过储存、加压等设施经管道供给用户或自用的供水方式。简单地说，二次供水就是采取相应的加压处理设施设备将自来水提升压力，输送给高楼层用户使用的一种处理过程。二次供水设施包括为二次供水设置的泵房、水池（箱）、水泵、阀门、电控装置、消毒设备、压力水容器、供水管道等设施。

其次，了解下二次供水的方式，主要有三种：第一种，老式的蓄水池二次供水，通过地下室加压泵将水送至楼顶的水箱，然后再自然流到用户家中，这种供水方式二次供水水箱一般在楼顶；第二种，水箱式二次供水设施，市政自来水首先流至小区地下室泵房内的不锈钢水箱中，然后水箱里的水通过恒压供水设备加压到高层用户家中，这种供水方式二次供水水箱一般在小区地下室设备房内；第三种，无负压的供水设备，采用无负压的供水设备直接从自来水管道加压将水送至用户家中，这种给水方式无二次供水水箱，可以有效避免因二次供水水箱卫生问题导致的饮用水被污染的风险。

再次，了解下二次供水存在的健康风险。

1. **生物污染风险** 供水环节增加了，供水停留在管网、容器中的时间延长了，一方面降低了余氯的保护作用，另一方面也增加了供水被微生物污染的风险。因此，增加了由二次供水微生物污染导致介水传播疾病暴发流行的风险和由此造成健康危害事件的可能。

2. **化学性污染风险** 供水环节增加了与水接触的物质，其中一些不溶于水的物质脱落或被余氯等腐蚀而进入供水管道，一些溶于水的物质也缓慢释放到水中，使水质发生改变，存在健康潜在危害。

3. **水质感官性状恶化风险** 二次供水中饮用水停留时间延长，容易导致储水容器、供水管网、水处理设备中脱落物、泥等残渣堆积。未及时清洗、消毒以及管理不当，可引起水蚯蚓繁殖等，使水质感官性状恶化，用水时出现红虫、泥渣、黄水等，造成潜在健康危害。

4. **存在水中异物污染风险** 二次供水一般建有储水设施，若疏于管理，储水设施未加盖、加锁，导致纸屑、灰尘、小动物等掉入其中，恶化饮用水水质，存在潜在健康风险。

最后，了解下二次供水的卫生要求。为保障二次供水安全，国家出台了相应的规章制度和卫生标准，如《生活饮用水卫生监督管理办法》《二次供水设施卫生规范》《生活饮用水卫生管理规范》和《生活饮用水卫生标准》等，地方也制定出台了相应的二次供水管理办法，如《湖北省城镇二次供水管理办法》《武汉市城市居民住宅二次供水管理办法》等。这些规章制度对二次供水的主要卫生要求有如下几点。

1. 储水设施和泵房周围10米范围内不得设置化粪池、渗水井和其他有污染的设施，不得堆放有毒、有害、易腐蚀物质，周围2米范围内不得有污水管线。

2. 直接从事二次供水设施运行维护、清洗消毒和检验的人员应当经卫生知识培训和健康检查，取得健康证明后方可上岗，并每年进行一次健康检查。

3. 二次供水设施运行维护管理人应当建立水质管理制度和管理台账，配备专（兼）职人员，加强水质管理，至少每半年对储水设施进行一次清洗、消毒，并标注清洗、消毒的单位和时间。二次供水储水设施清洗、消毒完毕，水质经检测合格后方可投入使用。二次供水设施运行维护管理人不具备相应水质检测能力的，应当委托具有法定资质的水质检测机构进行检测，二次供水的水质检测报告应当予以公布。

第75问　小区里直饮水机接出来的水能直接喝吗?

近年来，随着人们对饮用水质量要求的提高，能够通过水质处理器现场制作并直接出售高品质饮用水的社区直饮水机开始在各个社区中出现，并以水价低、取用方便等因素得以快速推广。此类直饮水机接出来的水真的像商家宣传的那样能直接饮用吗？

第一，此类社区直饮水机生产出来的水专业名称叫“现制现售水”，是一种通过水质处理器现场制作饮用水并直接散装出售的供水方式，和市面上的桶装水、饮料等都属于商品水，是企业的经营行为。

第二，此类社区直饮水机的处理模式通常是以市政自来水为原水，通过已获得涉水产品卫生许可批件的水质处理器处理原水，经过粗过滤、精细过滤、碳过滤、水质消毒、引入水箱和出水等环节，使所出水的水质符合制水设备所标识的饮用水标准，如《饮用净水水质标准》（CJ 94—2005）中直接饮用净水水质的标准等。

第三，此类社区直饮水存在一些卫生风险。一是制水设备是否符合国家相关涉水产品规定要求；二是制水地点周围是否卫生安全；三是滤芯更换是否及时；四是日常巡查维护是否做到；五是设备日常消毒是否规范；六是水质检测是否科学；七是供水管水人员个人健康管理是否到位等。

根据卫生管理要求，社区直饮水周边应保持环境卫生整洁，无渗水坑、垃圾等污染源；所采用的制水设备应有相应的卫生许可批件，并且在有效期内，批件信息应在醒目位置向社会公示；相关供水管水工作人员在上岗前要进行相关卫生知识培训且考核合格，并定期进行健康体检，健康证信息要在醒目位置进行公示；要根据用水量及时对设备滤芯进行更换，滤芯应采用正规公司生产的合格产品，更换滤芯后应记录更换信息并在醒目位置进行公示；经营方要安排工作人员每日对社区直饮水机进行巡查维护，对经常接触部位要做好日常保洁消毒，及时发现问题处理问题，相关记录也要在醒目位置向社会公示；经营方要委托有资质的检验检测机构对直饮水机出水进行水质检测，如要直接饮用，应满足《饮用净水水质标准》（CJ 94—2005）中相关水质要求。

对照上述要求，你们小区的直饮水经营方做到了吗？如果没有做到，建议不要直接饮用这类出售的直饮水。

第七章 医疗卫生

第 76 问 危害我国居民健康的主要疾病有哪些?

当前，我国面临着慢性疾病和感染性疾病的双重威胁。

（一）慢性疾病

慢性疾病患病率居高不下，据统计，其导致的死亡约占全部死因的 90%，成为影响国家经济社会发展的重大公共卫生问题。

随着我国社会的进步和医疗技术水平的发展，居民的日常健康保健意识和对生活水平的追求都在不断提高，疾病谱也随之发生了巨大的转变。在 20 世纪 70 ~ 80 年代，感染性疾病是威胁人群健康最主要的疾病。而到了 21 世纪初，随着人口老龄化的日益加重，肿瘤和心脑血管相关疾病成为导致我国居民死亡的主要疾病因素，主要疾病转变为慢性非传染性疾病。

（二）感染性疾病

新发和再发传染病的防控形势依然严峻。随着人类经济社会的进步和医药生物科学的发展，一些曾经肆虐的感染性疾病，如疟疾、天花等，已在全球范围内得到有效控制，甚至被彻底消灭。但是，感染性疾病依然是严重威胁人类健康的一类疾病。主要表现在两个方面。

一是新发传染病不断出现。在全球化背景下，面对重大突发公共卫生安全事件，各国很难独善其身。例如，近些年来出现了新型冠状病毒感染、严重急性呼吸综合征（severe acute respiratory syndrome，SARS）、H5N1 高致病性禽流感、埃博拉出血热、寨卡热、中东呼吸综合征、猴痘等传染性疾病。与人类其他疾病相比，新发传染病具有快速传播乃至全球性大流行的风险。世界卫生组织预测未来将会有多种源头的大流行“X 疾病”。

二是再发感染性疾病，即已经得到控制的感染性疾病再次出现流行以及新出现的耐药病原体所致疾病，如梅毒、淋病、耐药结核病等。

无论是慢性病还是传染病，主要与个人卫生习惯和生活方式有关。国内外大量实践证明，坚持预防为主，培养文明健康的生活方式，是预防传染病和慢性病的首选策略和措施，是促进健康最有效、最经济的手段。

第 77 问　什么是传染病？防控方法有哪些？个人有哪些义务？

（一）什么是传染病

传染病是指由各种病原体引起的，能在人与人、动物与动物或人与动物之间相互传播的一类疾病。传染病具有以下特点。

1. **病原体多样性**　每一种传染病都有其特定的病原体，包括细菌、病毒、真菌、寄生虫等。例如，肺结核是由结核分枝杆菌引起的，艾滋病是由人类免疫缺陷病毒（HIV）引起的。

2. **传染性** 病原体可以通过多种途径传播，包括空气、飞沫、接触、血液、母婴等，从一个宿主传播给另一个宿主。例如，流行性感冒病毒主要是通过飞沫传播，乙肝病毒主要是通过血液传播。

3. **流行性** 传染病可以在人群中传播和流行，尤其是易感人群数量较多，且病原体的传播能力较强时，容易形成流行态势，甚至呈全球性流行，如新型冠状病毒感染。

4. **免疫性** 人体感染某种传染病病原体后，通常会产生针对该病原体的特异性免疫，在一定时间内对同种病原体的再次感染具有抵抗力。但不同传染病的免疫持续时间长短不一，有的可能是终身免疫，有的则是短暂免疫。

5. **季节性** 部分传染病的发生具有明显的季节性，这可能与病原体的生存和传播条件、人群的生活方式和接触机会等因素有关。例如，流行性感冒在冬季和春季高发，手足口病在夏季和秋季较为常见。

（二）如何防控传染病

管理传染源、切断传播途径和保护易感人群是预防控制传染病的有效措施。

传染病的流行必须具备三个环节：传染源、传播途径和易感人群。传染源是指携带并且能够排出病原微生物的人和动物，可以是病人、无症状感染者，也可以是受感染的动物。传播途径是指病原微生物从传染源排出后进入易感人群所经过的途径，常见的传播途径有呼吸道传播、消化道传播、接触传播、虫媒传播、血液传播和垂直传播（也称“母婴传播”）等。有些传染病可通过多种途径传播。易感人群是指对某种传染病缺乏特异性免疫力的人群。

根据传播方式、速度及对人类危害程度不同，目前我国将法定报告传染病分为甲类、乙类和丙类，实行分类管理。

甲类传染病是指：鼠疫、霍乱。

乙类传染病是指：传染性非典型肺炎、艾滋病、病毒性肝炎、脊髓灰质炎、人感染高致病性禽流感、麻疹、流行性出血热、狂犬病、流行性乙型脑炎、登革热、炭疽、细菌性和阿米巴性痢疾、肺结核、伤寒和副伤寒、流行性脑脊髓膜炎、百日咳、白喉、新生儿破伤风、猩红热、布鲁氏菌病、淋病、梅毒、钩端螺旋体病、血吸虫病、疟疾、新型冠状病毒感染、猴痘等。

丙类传染病是指：流行性感冒、流行性腮腺炎、风疹、急性出血性结膜炎、麻风病、流行性和地方性斑疹伤寒、黑热病、包虫病、丝虫病、其他感染性腹泻病、手足口病。

（三）居民个人义务

1. **接受管理的义务** 传染病病人、病原携带者和疑似传染病病人，在治愈前或者在排除传染病嫌疑前，不得从事法律、行政法规和国务院卫生行政部门规定禁止从事的易使该传染病扩散的工作。被确定为甲类传染病的病人、病原携带者、疑似病人的密切接触者，在指定场所进行医学观察和采取其他必要的预防措施时，应予以配合。拒绝隔离治疗或者隔离期未满擅自脱离隔离治疗的，可以由公安机关协助医疗机构采取强制隔离治疗措施。

2. **主动报告义务** 发现传染病病人或者疑似传染病病人时，应当及时向附近的疾病预防控制机构或者医疗机构报告。必须接受疾病预防控制机构、医疗机构有关传染病的调查、检验、采集样本、隔离治疗等预防、控制措施，如实提供有关情况。

3. **配合防控义务** 遵守政府及相关部门为防控传染病而采取的各项措施，如配合交通管制、社区封闭管理等。按照国家规定配合进行预防接种，儿童家长尤其要确保儿童按时完成国家免疫规划规定的疫苗接种。

4. **自我防护义务** 学习传染病防治知识，提高自我防护意识和能力。采取必要的防护措施，如佩戴口罩、勤洗手、保持社交距离等，减少自身感染和传播传染病的风险。

单位和个人违反《中华人民共和国传染病防治法》规定，导致传染病传播、流行，给他人人身、财产造成损害的，应当依法承担民事责任。

第 78 问 如何预防艾滋病?

人类免疫缺陷病毒（human Immunodeficiency Virus，HIV）是艾滋病（AIDS）的病原体，自 1983 年首次分离出 HIV-1 之后，人类便开始了漫长的反击之旅。

目前，我国的艾滋病疫情整体处于低流行水平。通过有效的防控措施，艾滋病经输血和血制品传播已经实现了基本阻断，母婴传播和注射吸毒传播也得到了有效控制，抗病毒治疗覆盖率已经超过 90%，治疗成功比例也超过 95%。

艾滋病是一种至今还不能治愈的严重传染病。

HIV 能够破坏人体免疫功能（保护机体抵抗传染病的功能）而使人体不能有效抵抗各种感染和肿瘤的发生，最后将导致感染者死亡。艾滋病尚无任何药物能够治愈，也没有能够预防艾滋病的疫苗。目前广泛用于治疗艾滋病的抗病毒药物，虽然能有效控制病情，但不能将病毒从体内彻底清除，也不能彻底治愈艾滋病。

感染 HIV 的人最初可能没有任何症状。通常，感染者在 7～10 年后才会出现症状、发展成为艾滋病病人。这个时期医学上称为无症状期或潜伏期，它的长短因人而异。有些感染者在潜伏期也可能会出现类似感冒的症状，如发热、疲倦、周身不适、腹泻、咳嗽等，有的还伴有浅表淋巴结肿大或皮疹。当感染者的免疫系统（人体内抵抗疾病的防卫系统）受到严重破坏、不能维持最低的抗病能力时，感染者便发展成为艾滋病病人，出现低热、消瘦、乏力、盗汗、头痛、头晕、慢性腹泻、慢性咳嗽等症状。

感染 HIV 后不是立即就能检测出体内的 HIV 抗体（感染艾滋病病毒后体内产生的一种物质），一般需要经过 2～12 个星期（最长不超过 6 个月）才能检查出来，这个时期医学上称为"窗口期"。在这个时期虽然检测不出抗体，但是感染者仍然具有传染性。

艾滋病的传播途径为性传播、血液传播及母婴传播，这些都是可以预防的。

1. **摒弃赌徒心理，拒绝高危性行为**　青少年作为性活跃的团体，爱情可以冲昏了头脑，但别让欲望冲昏了身体，警惕意识常存心中。安全套作为最安全、最经济且最有效的预防艾滋病的工具，与不使用安全套的伴侣相比，可以显著减少 HIV 的传播。所以，一定坚持正确使用安全套，避免高危性行为。

2. **存在感染风险后或高危行为后及时服用暴露后预防药**

物（post-exposure prophylaxis，PEP） 评估可能存在的感染风险后，立即联系疾病预防控制机构咨询 PEP。一般首次服药不超过暴露后的 72 小时，越早服药效果越好，暴露后两小时内服药并服药足疗程（28 天）后，阻断的成功率超过 99%。

3. **及时咨询检测并治疗** 高危性行为之后，应及时去综合医院、妇幼保健机构及疾病预防控制机构进行艾滋病病毒自愿咨询检测。如果被感染，需要尽快咨询疾病预防控制机构或医院开展抗病毒治疗，尽可能减少 HIV 对于病人寿命及其生活质量的影响。

第 79 问 结核病为何还会出现?

结核病又叫“痨病”，是由结核分枝杆菌引起，主要侵害肺部发生肺结核，是长期严重危害健康的慢性传染病。20 世纪中叶异烟肼等抗结核药物相继发明，结核病病人数量大幅下降，为此，许多医学家一度认为人类在不久的将来可消灭结核病。但事与愿违，近年来结核病不仅没有被消灭，反而更加顽固地再一次向人类发起了新一轮猛烈的攻击，人类的健康和生命再一次受到挑战。造成全球结核病死灰复燃有以下四个主要原因。

1. **人类免疫缺陷病毒（HIV）感染与艾滋病（AIDS）流行** HIV 感染与 AIDS 流行加剧了结核病的传播和疫情，导致了结核病在全球范围内的大流行。

2. **人口增长与移民** 世界人口快速增长，由于战争、劳工、留学等原因造成人口的大流动，加速了结核病的传播。

3. **忽视结核病的控制** 20 世纪 40 年代后，多种抗结核药物相继出现，结核病已成为可治之症。20 世纪 80 年代初甚至认为在 20 世纪末可以消灭结核病，但是过度的乐观导致了疏忽的态度，全球尤其是一些发达国家在结核病流行情况下降后，就忽视了对结核病的控制工作，使国家有关结核病控制规划削弱，投入减少，机构取消，导致结核病疫情的全面回升。

4. **耐多药结核病例增多** 化疗管理不善，病人不规律用药，HIV 感染流行等导致耐多药结核病例增多，这些肺结核病人将耐多药结核分枝杆菌传染给他人，导致严重结核病流行，加重了结核病的疫情。

那么，我国的情况如何呢？有哪些是需要我们特别注意的呢？

1. 肺结核在我国法定报告的甲乙类传染病中发病和死亡数排在第 2 位。肺结核若发现不及时，治疗不彻底，会对健康造成严重危害，甚至导致死亡，给病人和家庭带来沉重的经济负担。

2. 肺结核病人通过咳嗽、咳痰、打喷嚏将结核分枝杆菌播散到空气中，健康人吸入带有结核分枝杆菌的飞沫即可能受到感染。与肺结核病人共同居住，同室工作、学习的人都是肺结核病人的密切接触者，有可能感染结核分枝杆菌，应及时到医院去检查排除。艾滋病毒感染者、免疫力低下者、糖尿病病人、尘肺病人、老年人等都是容易发病的人群，应每年定期进行结核病检查。

3. 肺结核的常见症状是咳嗽、咳痰，如果这些症状持续 2 周以上，可怀疑得了肺结核，要及时到医院就诊。肺结核还会伴有痰中带血、低热、夜间出汗、午后发热、胸痛、疲乏无力、体重减轻、呼吸困难等症状。怀疑得了肺结核，要及时到当地结核病定点医疗机构就诊。县（区、旗）、地市、省（区、市）等区域均设有结核病定点医疗机构。

4. 规范全程治疗，绝大多数肺结核病人可以治愈，还可避免传染他人。肺结核治疗全程为6～8个月，耐药肺结核治疗全程为18～24个月。肺结核病人如果不规范治疗，容易产生耐药肺结核，导致治愈率低，治疗费用高，社会危害大。

5. 不随地吐痰，咳嗽、打喷嚏时掩口鼻，外出戴口罩，均可以减少肺结核的传播。加强营养，提高人体抵抗力，有助于预防肺结核。

第80问 什么是预防接种？

当细菌或病毒侵入人体时，身体会产生一种抵抗细菌或病毒的物质，这种物质叫作抗体。不同的细菌或病毒会产生不同的抗体，称为特异性抗体。病愈后，这种特异性抗体仍然存留在体内，再有相应的细菌或病毒侵入体内，它就能保护身体不受这些细菌或病毒的伤害。预防接种就是人为地将经减毒或灭活等工艺处理的少量细菌或病毒及其代谢产物接种给人体，使身体产生特异性抗体或细胞免疫反应，从而产生针对该种病原体的抵抗能力。

对于可通过疫苗预防的疾病，各年龄段人群都可以根据自身需要选择接种疫苗，达到预防疾病的目的。例如，适龄人群接种人乳头瘤病毒（HPV）疫苗可减少致癌相关感染，有效预防宫颈癌等HPV相关疾病；慢性呼吸系统疾病病人和老年人接种流行性感冒疫苗可减少感染流行性感冒病毒的机会，或减轻感染流行性感冒病毒后的症状；接种肺炎球菌疫苗能有效预防肺炎球菌感染引起的肺炎、菌血症、脑膜炎、中耳炎等疾病；接种带状疱疹疫苗可预防带状疱疹的发生。

接种疫苗不仅能够保护个体健康，还能阻断传染病的传播和流行。不同传染病的传染力不一样，阻断传染病流行的人群免疫力水平也不一样。一般而言，传染病的传染力越强，需要的人群免疫力越高。例如，麻疹和百日咳传染力较强，如果要阻断它们的流行，人群免疫力要达到90%～95%；而消灭天花和脊髓灰质炎，人群免疫力要达到80%以上。只有相关疾病的人群免疫力达到阈值，人群才能形成免疫屏障。人群免疫力与疫苗的保护效力和接种率成正比。要达到相应的人群免疫力，需要有一定的疫苗接种率；如果不接种的人比较多或大多数人不愿去接种，达不到相应的人群免疫力，形成不了牢固的免疫屏障，有传染源存在时，容易出现疾病的传播。

第81问　什么是免疫规划?

根据《中华人民共和国疫苗管理法》，将疫苗分为免疫规划疫苗和非免疫规划疫苗。免疫规划疫苗是指居民应当按照政府规定接种的疫苗，非免疫规划疫苗是指由居民自愿接种的其他疫苗。是否免费不是两类疫苗的区分标准。

免疫规划疫苗包括三类。

1. 国家免疫规划疫苗，即国家免疫规划确定的疫苗，现阶段国家免疫规划疫苗包括：乙肝疫苗、卡介苗、脊灰灭活疫苗、脊灰减毒活疫苗、百白破疫苗、白破疫苗、麻腮风疫苗、乙脑减毒活疫苗、乙脑灭活疫苗、A群流脑多糖疫苗、A群C群流脑多糖疫苗、甲肝减毒活疫苗、甲肝灭活疫苗等。

2. 省、自治区、直辖市人民政府在执行国家免疫规划时，根据本行政区域疾病预防、控制需要增加的免疫规划疫苗种类所增加的疫苗。

3. 县级以上人民政府或者其卫生健康主管部门组织的应急接种或者群体性预防接种所使用的疫苗。

居住在中国境内的居民，依法享有接种免疫规划疫苗的权利，履行接种免疫规划疫苗的义务。监护人应当依法保证适龄儿童接种免疫规划疫苗。国家对儿童实行预防接种证制度，要求在儿童出生1个月内，其监护人到儿童居住地承担预防接种工作的接种单位或者出生医院为其办理预防接种证。儿童入托、入学时，托幼机构、学校应当查验接种证。

第82问 如果准备怀孕，有什么注意事项？有哪些免费服务？

为了孕育健康的后代，首先应创造适宜的环境和良好的条件以科学生育。女性生育年龄≤18岁或≥35岁均属于高危妊娠。高危妊娠会增加妊娠期高血压、糖尿病以及胚胎停育、流产、胎儿出生缺陷等不良妊娠结局的发生风险。两次妊娠之间间隔太短或太长都不利于母婴健康，推荐生育间隔为2～5年。

孕妇应定期进行孕期检查。尽早建立《母子健康手册》，接受妊娠风险筛查评估。整个孕期至少进行5次孕期检查，首次孕期检查最晚不应超过怀孕12周，有异常情况者应适当增加检查次数。定期产前检查能够动态监测胎儿发育情况，及时发现妊娠并发症或合并症。

产前筛查旨在从孕妇群体中发现某些先天性缺陷和遗传性疾病胎儿的高风险孕妇，以便进一步明确诊断。产前筛查包括血清学产前筛查及超声筛查。

血清学产前筛查时限通常在孕 15 周至 20 周 +6 天，通过对母体血液的检测，结合孕妇的年龄、体重等因素评判胎儿患唐氏综合征（21- 三体综合征）、18- 三体综合征及神经管缺陷的风险。

超声产前筛查时限通常指孕 20 ~ 24 周，通过超声扫查，主要检查胎儿是否存在严重畸形或异常，如无脑儿、严重脑脊膜膨出、严重脑积水、严重开放性脊柱裂、严重腹壁缺损及内脏外翻、单腔心、致命性软骨发育不全及成骨不全等。

孕妇应选择有助产技术服务资格的医疗保健机构住院分娩，提倡自然分娩。高危孕妇应提前住院待产，以最大限度地保障母婴安全。

第 83 问 儿童出生后有哪些注意事项？可享受哪些免费服务？

（一）通过亲子交流和玩耍促进儿童早期发展

2018 年联合国儿童基金会和世界卫生组织发布了《养育照护框架——促进儿童早期发展》，提出促进 0 ~ 3 岁婴幼儿早期发展的 5 大要素，包括良好的健康、充足的营养、回应性照护、早期学习机会和安全保障。其中，回应性照护包括观察并回应婴幼儿的动作、声音、手势和口头请求，与儿童一起交流玩耍，这些社交互动能够刺激大脑内部神经联系的形成，帮助婴幼儿更好地认识周围的世界，对人、关系和语言形成认知，促进大运动和精细动作的发育。养育人应重视并掌握亲子交流与玩耍运动的知识与技能，充分利用家庭和社会资源，为儿童提供各种交流玩耍的机会，促进婴幼儿各种能力的协同发展。

（二）孩子出生后应尽早开始母乳喂养，满 6 个月时合理添加辅食

母乳是婴儿初期最理想的天然食品，含有婴儿所需的几乎全部营养素以及免疫活性物质，有助于婴儿生长发育，降低感染性疾病和成年后慢性病的发病风险。母乳喂养不仅能增进母子间的情感，促进婴儿神经和心理健康，还能促进母亲产后体重恢复，降低母亲乳腺癌、卵巢癌和 2 型糖尿病的发病风险。为了母乳喂养成功，孩子出生后 1 小时内就应开始哺乳。纯母乳喂养可满足 6 个月内婴儿所需全部液体、能量和营养素，6 月龄内应纯母乳喂养，不添加任何辅食和液体。母乳喂养可以持续至 2 岁或 2 岁以上。婴儿满 6 月龄起，在母乳喂养的同时，必须添加辅食。添加原则是由一种到多种，由少到多，由稀到稠，由软到硬，由细到粗。首先从富含铁的肉泥、肝泥，强化铁的谷粉开始，逐渐增加食物种类，达到食物多样化，1 岁内适时引入各种食物。开始添加的辅食形态应为泥糊状，逐步过渡到半固体或固体食物。辅食从少量开始，逐渐增加辅食频次和进食量。提倡回应式喂养，鼓励但不强迫进食。

（三）国家基本公共卫生服务项目免费提供0~6岁儿童健康管理服务

家长应按时带孩子接受相应服务，做好健康管理，发现儿童心理行为发育问题应及时就医。

第84问 医疗机构设置发热门诊、肠道门诊是做什么的?

医院是病人集中的地方，存在病原体传播的风险，不仅在病人及陪护人员之间，而且在医务人员之间都可能发生交叉感染。特别是发热和严重腹泻的病人，传染性更大。因此，医疗机构应设置发热门诊和肠道门诊，以避免交叉感染的发生。

（一）位置要求

发热和肠道门诊的建设应当遵循“平战结合”的原则，在满足日常感染性疾病诊疗服务及医疗机构自身发展需求的同时，还具有应对重大疫情的能力。原则上应当为独立建筑或设置在院内独立区域，路线便捷，与普通门急诊等区域有实际物理隔离屏障，远离儿科等区域，与其他建筑、公共场所保持一定距离，具有独立出入口，便于病人转运。医院门口和门诊大厅要设立醒目的发热门诊或肠道门诊告示，内容应当包括接诊范围、方位、行走线路及注意事项等，院区内应有引导病人到达门诊的明确指示标识。

（二）分区设置

发热门诊或肠道门诊应当满足“三区两通道”的设置要求。清洁区主要包括医护休息区，应当有独立的出入口；缓冲区主要包括污染防护用品的脱卸区，可设置消毒物资储备库房或治疗准备室；污染区主要包括独立的挂号、收费、药房、候诊、诊室、治疗室、抢救室、输液观察室、标本采集室、隔离观察室、检验科、放射科、卫生间、污物间等医疗功能区，医疗功能区应当充分利用信息化手段和自助便捷服务技术，设置自助挂号缴费机具等，实现病人自助服务，减少诊疗环节中交叉感染的风险。

第85问 什么是AED？有什么作用？怎么样使用？

AED（automated external defibrillator）是自动体外除颤器的英文缩写。对于呼吸、心搏骤停的人员，最佳抢救时间窗口是4分钟。如果能在现场给予及时的徒手心肺复苏并配合AED的使用，可显著提高病人的抢救成功率。

（一）心肺复苏的步骤

主要分涉，即胸外心脏按压，开放气道，人工呼吸。胸外心脏按压即救护者将一只手掌根放在伤病员胸骨正中两乳头连线水平，双手掌根重叠，十指相扣，掌心翘起，两臂伸直，以髋关节为支点，用上半身的力量垂直按压。按压深度至少5厘米，按压频率至少100次/min，连续按压30次；用仰头举颏法打开气道；口对口人工呼吸（婴儿口对口鼻），吹气时间1秒钟，连续吹2口气。30次胸外按压，2次人工呼吸，为一个循环，连续做5个循环，然后判断伤病员有无呼吸。如果无呼吸，继续做5个循环，直至复苏成功或救护车到达。

（二）AED使用方法

打开电源开关，将电极片贴在病人裸露的胸部，等待

AED 分析心律。如需电除颤，等待 AED 充电，确保所有人员不接触病人，按下除颤按钮。除颤后，继续心肺复苏，2 分钟后 AED 再次分析心律。遵循 AED 语音提示操作，直到病人恢复自主呼吸和心跳，或专业急救人员到达现场。

第 86 问 为什么要实行无偿献血？

输血是现代医疗的重要手段，但是血液目前不能人工合成，不可替代，无法长期保存（全血和红细胞制品保存期为 35 天、血小板保存期仅有 5 天），因此临床用血只有依靠适龄健康人群捐献。除了急救用血外，还有许多依靠输血来维持生命的恶性肿瘤病人、血液病病人，许多需要备血做手术的病人、孕产妇等，都亟待血液挽救生命。

为什么要实行无偿献血呢？主要是因为无偿献血是保证血液安全的前提和基础。

（一）当前的血液检测手段不是万能的

随着血液检测手段的不断进步，血液安全较先前得到了更有效的保证，但仍有部分血液中存在可致病的病原体不能被目前的检测手段检测出来。这意味着，即使血液检测结果合格，也可能存在感染风险。

（二）有偿卖血会导致献血者隐瞒相关感染情况

许多不适合献血的疾病和情况，如高危行为史（如同性恋、多个性伴侣、嫖娼史、吸毒史）、既往病毒感染史、过敏史、疟疾流行区旅行史等，献血者在献血前填写“健康情况征询表”时应该如实填写。但是，当献血者不是自愿无偿献血者，而是为了获取经济报酬来献血时，他们就会千方百计隐瞒所有可能使他们不能献血的情况，而这些情况医生是无法通过体检发现的，因此要提高血液安全性，光依靠检测技术的提高是不够的。

（三）职业卖血人群相关疾病感染率高

国内外的大量数据证明，自愿无偿献血者的各种输血相关病毒的感染率，低于职业卖血人群。这是因为，职业卖血人群一般处于社会底层，没有稳定的收入，许多人涉及嫖娼、吸毒等容易感染经血液传播病毒的高危行为，其输血相关病毒的感染率明显高于无偿献血者和一般人群。因此，世界卫生组织大力提倡推行无偿献血，并将其列为血液安全战略的重要部分，成为保证血液安全的前提和基础。

因此，无偿献血的根本目的是保证血液的安全。对献血者，发给国务院卫生健康行政部门制作的无偿献血证书，有关单位可以给予适当补贴。公民临床用血时只交付用于血液的采集、储存、分离、检验等费用；无偿献血者临床需要用血时，免交前款规定的费用；无偿献血者的配偶和直系亲属临床需要用血时，可以按照省、自治区、直辖市人民政府的规定免交或者减交前款规定的费用。血站是不以营利为目的，采集、提供临床用血的公益性卫生机构。献血者应当去正规血站献血。

健康人定期、适量献血是安全、无害的。正常人的总血量占体重的8%左右。一个50千克体重的人，约有血液4 000毫升，而真正参与循环的血量只占全身血液的70%～80%，其余的则贮存在肝、脾等“人体血库”内，当人体出现少量失血时，贮存在“人体血库”中的血液，便会立即释放出来，随时予以补充。血液中的红细胞生命期约为120天，白细胞为7～

14 天，血小板为 7 ~ 9 天，即使不献血，人体内的血细胞每时每刻也会衰老死亡。献血 200 毫升，仅占全身血量的 5%，而且献血后能刺激人体造血功能，使之旺盛地造血，故适量献血是不会影响身体健康的。我国现行的捐献标准为全血每次 200 ~ 400 毫升，捐献间隔期不少于 6 个月；血小板每次 1 ~ 2 个治疗量，捐献间隔期不少于 2 周。

第八章

病媒生物

第 87 问 有哪些常见的病媒生物传播的疾病?

病媒生物传播的疾病主要包括虫媒病和鼠传疾病等，包括蚊传、蜱传、蝇传、蚤传、鼠传疾病等。在我国法定传染病中，有鼠疫、肾综合征出血热、流脑、钩体病、斑疹伤寒、乙型脑炎、黑热病、疟疾、登革热、布病、炭疽、狂犬病 12 种媒介生物性疾病。虽然其发病数占法定报告传染病总发病数的 5% ~ 10%，但死亡数占法定报告传染病总死亡数的 30% ~ 50%。此外，如痢疾等法定报告肠道传染病，莱姆病、斑点热立克次体病等多种尚未列为法定报告传染病的疾病，都与病媒生物有关。

病媒生物的传病方式可分两大类：一是生物性传播，病原体在病媒生物体内经历了发育、增殖或发育加增殖的阶段，才能传播给新的宿主（包括人）。这个过程对病原体是必需的。经历漫长的进化和适应，病原、媒介和宿主之间存在着高度相关性，某种病原只能在它适应的病媒生物体内发育、增殖进而传播。蚊虫能传播疟疾、登革热，但只限于若干特定蚊种；鼠、蚤传播鼠疫，也只限于相应种类的鼠、蚤；甚至各型鼠疫菌的最适宿主鼠类也不一致。

二是机械性传播，是指病媒生物对病原体只起携带输送作用，病原体附着于媒介生物的体表，口器甚至通过消化道散播，转入另一宿主，其形态和数量均无改变，但仍保持感染力。蝇类、蜚蠊传播痢疾、伤寒、霍乱等即为此种方式。在这种传播方式中，病原体虽不能利用病媒生物发育、增殖，但对病媒生物的种类也没有具体要求，属广谱性，传播范围可能更大、更快，故亦不能忽视。

病媒生物的传病潜力，一方面取决于本身是否具备传播某种疾病的能力，是否与病原体存在一定形式的相互适应；另一方面，还取决于其密度，密度达到或超过阈值，才具备实际传病能力。一般而言，密度越高，传病可能性越大。这正是治理媒介生物以降低其密度的主要根据。

我国主要的病媒生物传播疾病包括以下几个。

1. **鼠疫**　是危害人类健康最严重的传染病之一，在我国传染病防治法中位居甲类之首。我国鼠疫自然疫源地分布广泛，主要集中在西部地区，包括内蒙古、甘肃、新疆、青海、西藏、四川、云南、贵州等。鼠疫原来是啮齿动物的疾病，依靠它们身上的跳蚤，在鼠类中间互相传播。鼠疫常见类型有腺鼠疫和肺鼠疫。全人群对鼠疫的感染性均很高，若不及时治疗，其病死率可高达 30% ~ 60%。

2. **流行性出血热**　又称为肾综合征出血热，是我国目前危害人民健康较为严重的，应该重点防治的法定报告传染病之一。我国是世界上受其危害最严重的国家之一，占世界病例总数的 90% 以上。流行性出血热病人死亡的概率约为 10%，如果早期发现、早期治疗，而且是合理的治疗，死亡率可以显著下降至 3% ~ 5%。鼠类是主要传染源，在我国农村地区的主要是黑线姬鼠和褐家鼠。

3. **疟疾** 是由疟原虫引起的寄生虫病，在全球热带及亚热带地区流行，其传播媒介是蚊子。在我国主要媒介有中华按蚊、嗜人按蚊、微小按蚊和大劣按蚊。按蚊吸入疟疾病人的血，再叮咬健康人时，就会把它唾液中的疟原虫带进健康人的血液，使健康人感染并发病。疟疾俗称“打摆子”，根据疟原虫种类的不同，可分为间日疟、三日疟、卵形疟和恶性疟四类。因自然界中传播疟疾的蚊种仍有存在，我国输入型疟疾病例仍然较多，因此，我国疟疾的防治也不容忽视。

4. **登革热** 是由登革病毒感染所致，主要传播媒介是埃及伊蚊和白纹伊蚊，是现今发病数最多，分布最广的虫媒病毒病。在我国，埃及伊蚊主要分布在海南、台湾以及广东、广西部分沿海地带，分布范围比较狭窄，白纹伊蚊分布范围较广，北至辽宁，西至陕西都有白纹伊蚊的“踪迹”。登革热可引起较大规模的流行，但病死率相对较低。

5. **流行性乙型脑炎** 简称“乙脑”，是由日本脑炎病毒引起的疾病，也称为日本脑炎，广泛流行于亚洲的大部分地区。乙脑的主要传播媒介是三带喙库蚊，在我国分布于除青海、新疆和西藏以外的大部分地区，因此我国大部分地区都有乙脑的发生，主要集中在长江下游地区。乙脑的易感人群是 14 岁以下的儿童，而且因其死亡率较高，后遗症较重，如痴呆、瘫痪等，所以危害很大。在我国随着预防接种工作的开展，流行性乙型脑炎已基本得到控制，但在一些偏远地区，一些没有严格按免疫程序进行免疫的地方，还有散发病例出现。

6. **发热伴血小板减少综合征** 是大别班达病毒感染所

致的急性自然疫源性疾病，属于新发蜱传疾病。本病散发于山区和丘陵地区，夏秋季居多，常与蜱虫叮咬有关。主要表现为发热、白细胞和/或血小板计数降低、淋巴结肿大、乏力及胃肠道症状等，多数预后良好。老年、有基础疾病或延迟就医者病情较重，危重者可因多器官功能衰竭死亡。已在河南、湖北、山东、安徽、辽宁、江苏等省发现该病病例，病例主要分布在以上省份的山区和丘陵地带的农村，呈高度散发。

7. **流行性斑疹伤寒** 又称虱传斑疹伤寒，是普氏立克次体通过体虱传播的急性传染病，近年来发病率有上升的趋势。人虱是本病的传播媒介，以体虱为主，头虱次之。

8. **地方性斑疹伤寒** 亦称鼠型或蚤型斑疹伤寒。由莫氏立克次体以鼠蚤为媒介而引起的急性传染病。其临床特征与流行性斑疹伤寒相似，但症状较轻，病程较短，病死率较低。

9. **莱姆病** 是一种新发现的蜱传螺旋体感染性人畜共患病。主要经蜱叮咬人、兽而传染。莱姆病螺旋体可引起人体多系统、器官的损害，严重者终身致残甚至死亡。有调查证实莱姆病在我国广泛分布，至少有28个省（市、自治区）的人群存在莱姆病的感染。

10. **钩端螺旋体病** 是由各种不同血清型别的致病性钩端螺旋体（简称“钩体”）所引起的一种急性传染病，俗称“打谷黄”或“稻瘟病”。钩体对人的毒害作用很大，菌体含有溶血素、油脂物质及类似内毒素的物质，可引起毛细血管损伤并破坏凝血功能。钩体有很强的穿透力，通过皮肤黏膜迅速侵入人或动物体内，引起发病。鼠类和猪是两大传染源，地域分布上略有差异：我国南方及西南地区以带菌鼠为主，北方和沿海平原以猪为主。疾病通常通过疫水传播，即鼠类与猪类的带菌尿液污染环境后，人与疫水接触导致感染。因此病例相对集中于夏秋收稻时或大雨洪水后，在气温较高地区则终年可见。

11. **恙虫病** 又名丛林斑疹伤寒，是由恙虫病立克次体引起的自然疫源性疾病。临床特征为突然起病、发热、叮咬处有焦痂或溃疡、淋巴结肿大及皮疹。鼠类是主要传染源和贮存宿主，如沟鼠、黄胸鼠、家鼠、田鼠等，恙螨幼虫是本病传播媒介。

第88问 生活中有哪些常见的病媒生物?

媒介生物主要包括三大类群，在动物分类学上，蚊、蝇、蟑螂、跳蚤等属于节肢动物门的昆虫纲；蜱、螨属于节肢动物门蛛形纲蜱螨目；另一大类群是鼠类属于脊椎动物门哺乳动物纲啮齿目。常见的病媒昆虫除蚊、蝇、蟑螂、跳蚤外还有虱子、臭虫、蚂蚁、蠓、蚋、虻、白蛉等。

1. **蚊子** 吸血特性是传播疾病的基础，如疟疾、登革热、丝虫病、流行性乙型脑炎等，危害人类的健康和生命。

2. **蝇类** 有边吃、边吐、边排泄的习性，因而对食物造成严重污染，能传播多种疾病，尤其是肠道传染病，如霍乱、伤寒、副伤寒、痢疾，以及肝炎、脊髓灰质炎、沙眼、结核病等。此外，某些蝇类的幼虫可寄生于人畜的组织或器官、腔道等处引起蝇蛆症。

3. **蟑螂** 有边吃、边吐、边排泄的习性，不但污染食物，也传播多种疾病，如痢疾、副霍乱、肝炎、结核、白喉、猩红热、蛔虫病等。此外，蟑螂还能分泌和排泄出有异臭的物质，使人闻到就恶心，甚至呕吐。

4. **蚤** 大多数蚤对宿主的选择性不强，若与原宿主脱离，可迅速转移到新的动物体上吸血。因此，它们可以在同种或不同种动物的个体间转移，造成某些疾病的传播流行，如鼠疫、流行性出血热、钩端螺旋体病、地方性斑疹伤寒、绦虫病等。

5. **虱子** 寄生于人体的虱子（主要是体虱）是流行性斑疹伤寒的重要传播者，此外它还能传播回归热、战壕热并造成沙门氏菌感染。

6. **臭虫** 对人的最大危害是吸血骚扰，多数人被叮咬后皮肤发生红肿、丘疹，奇痒难忍。

7. **蜱** 大小与体虱相仿，叮咬人畜吸血，能传播多种疾病，如发热板小板较少综合征、森林脑炎、蜱媒出血热、斑疹伤寒、Q热等。其危害多在农村，特别是牧区、林区，在城市环境危害较小，但近年来的“宠物热”加剧了其危害。

8. **螨类** 较常见的有革螨、恙螨、蠕形螨、疥螨、粉螨、尘螨等类群，其中革螨种类较多，分布较广泛。

9. **鼠类** 与人类关系最密切且危害最严重，包括褐家鼠、黄胸鼠、黑线姬鼠、小家鼠等。

第89问 老鼠的生活习性如何?

(一)老鼠的食性

啮齿动物本质上以植物为主食，但由于适应性强，能够根据环境的变化灵活调整饮食。啮齿动物食量较大，每天消耗的食物相当于体重的10%~20%。取食往往是断断续续地进行的，尤其是小家鼠。家鼠由于新物反应与探奇习性并存，给布夹和投饵带来了不少困难。

(二)栖息和活动

绝大多数啮齿动物栖息在洞穴中，以此作为逃避天敌和不良气候、繁育后代和贮存食物的场所。家鼠的栖息受环境的影响很大，从住宅的墙根、地板下、天棚上、暖气沟和下水道中，到火车、轮船的夹层；从衣箱、抽屉到柴草垛中，均可隐藏栖息。啮齿动物的活动时间视种类而异，多数种类夜间活动，少数则在白天，也有昼夜均活动者。家鼠多在夜间活动，但更重要的是避开人类活动的高峰时段。为了安全，家鼠活动常沿墙根壁脚，少涉足空旷之处，活动常循固定路线。

(三)繁殖与数量

一般而言，啮齿动物的繁殖潜力甚大，在条件适宜时，数量增长迅速。不同种类之间差别较大，通常体型大者、隐藏条件好的和生境温度低者繁殖较慢。生育能力常常是对死亡风险的适应。例如：家栖鼠生活环境的温度，食物等条件较好，故繁殖力强，表现为孕期短，性成熟快，几乎全年均可繁殖，但死亡的机会较大；相反，鼢鼠长年生活于地下，觅食较困难，每年仅繁殖1~2次，胎仔数也少，但意外死亡少。

（四）感觉和适应性

就视觉而言，“鼠目寸光”仅适用于家鼠等少数种类。家鼠为全色盲，仅能分辨颜色的深浅，但能立即看出正在移动的物体；野鼠中，除生活在地下的鼢鼠外，大多数视力较好或很好。鼠类的听觉灵敏，尤其是对突然出现的声音，对有节奏的声音能较快适应。它们还能听到超音，小家鼠可听到 90 千赫，褐家鼠更达 100 千赫，远远超过人类的 20 千赫和猫的 70 千赫。鼠类的嗅觉都很灵敏，不仅用于寻找食物和同类，还用于避险以及识别巢区范围。它们分泌的种种外激素，就是通过嗅觉起作用的。鼠类的味觉灵敏，能够识别含量很低的某些物质。此外，家鼠和某些种类的野鼠，常常利用触须保持身体和物体的距离，起着定位作用。

啮齿动物适应性很强。在兽类中，啮齿动物寿命较短，世代更替较快，较易留下适应的印记，它们相对发达的神经系统，又使它们有较强的应变本领，善于吸取教训。

第 90 问　毒饵站是做什么用的?

毒饵站作为一种灭鼠的装置，可以长时间提供老鼠的毒物饵料。装置里面使用迷宫式的鼠道或者是采用隐蔽式的鼠道跟毒饵盒在一起组合而成，主要作用就是杀灭老鼠。

灭鼠毒饵站的作用：一是避免鼠药乱投、散投，减少环境污染，保障人和宠物的安全；二是防止鼠药因下雨受潮而导致的霉变、分解，提高药物的持久性；三是减少鼠类对新生事物的排斥性，加大鼠类对鼠药的盗食量，提升灭鼠效果。

毒饵站一般放置于老鼠频繁出没的区域，以吸引其取食，当老鼠吃了饵料后，会及时进行补充，既起到省饵的效果，也能避免非目标动物的误食。

毒饵站要求：长度≥30厘米，有警示标识，无鼠药外溢。符合标准要求的预制毒饵站也可以使用，根据毒饵站不同材质，可选择水泥、胶或气钉枪等将毒饵站底部固定在地面上，防止老鼠拖拽毒饵站或者人为移动位置而影响灭鼠效果；另外，如果预制毒饵站底部厚度超过2厘米，需额外修建鼠道，便于老鼠进入毒饵站盗食毒饵。

毒饵站的放置：毒饵站主要设置在单位院内、居民小区、城中村、城乡接合部、车站、农贸市场、公共绿地、公厕、垃圾中转站等重点场所。为了保证儿童、青少年的安全，幼儿园、中小学校不建议设置毒饵站。此外，毒饵站应沿墙边、隐蔽处摆放，设置在楼房两侧、楼房后侧、庭院周边或隐蔽处，不建议设置在楼房的入户楼道两侧、庭院主干道的两侧、有落水管的附近、人员经常活动的区域以及局部低洼处。

目前对毒饵站布点设置尚没有统一的标准，应依据鼠类生活习惯和觅食特征及当地鼠情和卫生状况进行合理布点，并确定适宜的毒饵站数量。一般而言，硬化面积多、环境整洁的区域可减少布点量，破旧小区或土地暴露面积大、环境破乱的区域和鼠患严重区域可增加布点量。

第91问 蚊子的生活习性如何？

蚊虫是完全变态昆虫，其生活史包括卵、幼虫、蛹和成蚊四个阶段。蚊虫的卵在水中孵化，幼虫和蛹都在水中生活，成蚊则在陆上生活，因此它们的生理生态都有很大的不同。

雌蚊将卵产在水体中或能够被水淹没的地方，依种类不同每次一只雌蚊可产 50 ~ 500 个卵。

幼虫生活在水中，但还是与大气进行气体交换。按蚊幼虫是靠第 8 腹节的一对气门进行气体交换，所以按蚊幼虫多数时间在水面上。库蚊和伊蚊的幼虫通过呼吸管与大气相通。

蚊虫的雌蚊需要吸血，才能满足卵巢发育的需求，雄蚊不吸血仅需要吸取植物的汁液。雌蚊吸血后，离开宿主，寻找合适的场所栖息，等待蚊胃中的血液消化和卵巢发育成熟。在室内栖息的蚊虫，喜欢在潮湿的房内、卧室内；在野外的栖息场所有桥洞、土穴、灌木丛、草丛、树洞和鼠洞等隐蔽的地方。

怀卵的雌蚊选择产卵地点对蚊虫种群的生存是一个至关重要的行为，它们根据视觉和嗅觉刺激寻找到合适的积水，根据化学和物理刺激确定水质，然后选择适宜种群生长需要的产卵地点，即蚊虫的滋生地。蚊虫幼虫虽然都生活在水中，但滋生的水体类型不尽相同。蚊类滋生地划分为下列 5 个类型。

1. **田塘型**　主要滋生在稻田、沼泽、人工湖、各类池塘等大型或较大积水场所。

2. **缓流型**　主要滋生在小溪、沟渠等缓流中。

3. **丛林型**　主要滋生在丛林或山麓灌木隐蔽下的石穴、溪床积水等小型积水中。

4. **坑洼型**　主要滋生在坑洼尤其是污染的积水中。

5. **容器型**　主要滋生在人工和 / 或植物容器积水中，如白纹伊蚊和埃及伊蚊是这类型的代表。

蚊虫的寿命受温度、湿度和营养影响很大，通常在适宜温度、湿度下雌蚊可以存活 2 ~ 3 周以上，越冬雌蚊可生活 4 ~ 5

个月。雄蚊寿命较短，生存 1 ~ 2 周。蚊虫的飞翔能力因蚊种而不同，一般可飞行数百米，有的能飞行数里。蚊虫多在其产卵、滋生、吸血和栖息场所间往来飞行。蚊虫的飞行和扩散在蚊虫交配、寻找血源、栖息、产卵等生命活动中具有重要的作用。白纹伊蚊也被认为是很不活跃的扩散者，一般认为飞行距离小于 1 千米。

蚊虫多以成蚊或卵这两个虫态越冬，如淡色库蚊以成蚊滞育状态度过寒冷的冬季，一般多在防空洞、地下室、地窖和暖气沟等处越冬。白纹伊蚊则以卵滞育的方式越冬，通常滞育卵粘在干枯的容器壁上。

第 92 问　蚊虫防制为什么要翻盆倒罐?

蚊虫是完全变态昆虫，它的生活史包括卵、幼虫、蛹和成蚊四个阶段。蚊虫的繁殖离不开水，蚊的幼虫和蛹均在水中生存。淡色库蚊和致倦库蚊主要滋生在坑洼尤其是污染的积水中；埃及伊蚊和白纹伊蚊主要滋生在小型积水、人工和 / 或植物容器积水中。在城镇居民区主要蚊种为淡色库蚊或致倦库蚊、白纹伊蚊，只要能做到清除蚊虫滋生的积水，就能有效控制蚊虫。比较常用的方法包括如下几种。

1. 清除和破坏滋生点，对容易滋生蚊虫的小型容器，如罐头盒、瓶子、轮胎、各类无用的缸和罐等予以清除和破坏。

2. 填塞，用泥土、石头、橡胶等物填塞或填充水坑、洼地、废弃的池塘和沟渠，防止积水生蚊。

3. 排水，在开挖水渠和修建堤防时应注意同时建设排水系统，农业上的排水系统和城市中的污水排放系统是蚊虫的重要滋生场所。

4. 隔离和封闭滋生场所，在储水容器、水井等可能的蚊虫滋生场所，可制作各类合适的盖子，防止蚊虫滋生。

第 93 问 家里蚊子很多怎么办？如何开展家庭防蚊？

如果家中蚊子较多，说明防蚊设施不全，应该装好纱门纱窗，让蚊虫无法进入室内，如有破损纱门纱窗需要及时修补。此外，可在家中使用蚊帐，避免睡觉时被蚊虫叮咬。

在室内点蚊香或使用电热蚊香液 / 片是常见的驱蚊方式，点燃蚊香后，需要加强通风，从而达到驱蚊的效果。也可以在纱门纱窗上喷涂卫生杀虫剂，使蚊虫无法在其上停留，从而减少蚊虫进入室内的机会。城镇居民区单元楼内，蚊虫喜欢停落在低层楼梯口隐蔽处，可加强楼道或地下室的灭蚊，减少蚊密度。蚊虫也可以乘坐电梯飞到高层居民楼，可随住户在开门的过程中进入室内，可以在入户大门及周边墙壁楼梯口等处喷洒灭蚊药剂，防止蚊虫停落，减少蚊虫进入室内的概率。

第 94 问 蟑螂的生活习性如何？

蜚蠊，俗称蟑螂，有家栖和野栖两类，其中野栖占绝大多数，生活于植物草丛，枯枝落叶堆，碎石子下，亦有生于蚁、白蚁等的巢穴中，生境较复杂。相比之下，生活于室内的种类不到 1%，与人类关系密切，也是我们研究防治的对象。

蟑螂一生分卵、若虫、成虫三期，无蛹，其发育过程称不完全变态。蟑螂一般在羽化后数天交配，少数种类成熟后很快完成交尾。雄蟑螂一生能交配多次，雌蟑螂仅受配一次或二次，就可以终身产出能孵化的卵。交配后约10天卵成熟，未经交配的雌虫也能产出卵鞘，但不能孵出若虫。

蟑螂卵产于胶质囊内，称为卵鞘。每鞘内含卵10～44个，鞘内含的卵数和鞘的外形因种而异。如大蠊的鞘产于其栖息场所的隐蔽处，由其黏性唾液将其粘附于物体表面，并加以遮盖，很难被发现，这些特性给防治带来困难。而德国小蠊鞘一直携带于腹末端，直至若虫孵出时才脱落，使胚胎能得到很好的保护，还有些种类先产出壁薄而柔软的卵鞘，产卵于软质鞘内，然后又缩入体内的育室中，直至若虫孵出。若虫形似成虫，体小无翅、性器官未成熟，蜕皮7～13次方可成长为成虫。

凡阴暗、湿热不受惊动，且有可取食物及水的场所均适于蟑螂滋生繁殖。它们喜栖于各类缝隙角落，具有昼伏夜出和群居的习性。蟑螂属于杂食性，任何有机物质，如食品、饲料、垃圾等都可以成为其食物，偏好香、甜、发酵食品、红糖、面包等食物。蟑螂的广食性、杂食性增加了病原体的传播机会，也给防治工作带来困难。蟑螂有较强耐饥力，还有同类相残现象，在饥饿时更甚。蟑螂的扩散和传播，主要通过物流运输交通工具扩散，如远洋货轮运输，铁路运输，汽车物流运输，食品包装容器等。蟑螂的成、若、卵鞘均能越冬。

第95问 家里一旦有一只蟑螂就有一窝吗？有了蟑螂是不是根治不了？

蟑螂，尤其是德国小蠊，常成群聚居在一起，数量从几个到成百上千不等。这是由于蟑螂排出的粪便中含有一种信息素，能够引导同类追踪并栖息于相同的环境中。所以在粪迹斑斑的旧家具中常能见到聚集的蟑螂。如果白天出现外爬蟑螂，说明虫满为患。

保持家居的清洁是预防和消灭蟑螂的首要步骤。蟑螂喜欢在食物残渣和污垢中寻找食物，所以保持厨房和餐厅的清洁尤为重要。定期清理食物残渣，垃圾及厨房油渍，减少蟑螂的食源，从而减少它们的滋生。

粘蟑板是一种简单却相当有效的捕蟑工具。将粘蟑板放置在蟑螂经常出没的地方，如厨房、卫生间和储藏室。当蟑螂爬行到粘蟑板上时会被粘住，无法逃脱，从而达到捕获的效果。

在蟑螂活动的地方投放灭蟑毒饵颗粒和灭蟑胶饵是一种环保且有效的消灭蟑螂的方法。将饵剂少量多点布放在蟑螂经常出没的区域或是它们的藏身地点，饵剂中的杀虫剂通过蟑螂取食进入体内发挥作用，从而消灭蟑螂。

第96问 苍蝇的生活习性如何？防苍蝇有什么办法？

蝇为全变态昆虫，分卵、幼虫、蛹和成虫四期。其中雌蝇多数通过产卵繁殖后代，而麻蝇为直接产出幼虫。

蝇卵产于人、畜粪便，腐败的动植物体以及垃圾中。每次产卵数因种而异，可由几十个至两三百个不等。卵产出时多粘在一起，形成卵块，夏季经1～2天即能孵出幼虫。幼虫阶段分为三龄，初期幼虫甚小，饲食滋生地的有机物质，经两次蜕皮发育为成熟的三龄幼虫。幼虫活动范围一般不离开滋生物，多在滋生物表面或下层内滋生，通过气门呼吸空气。幼虫成熟后停止饲食，在滋生物表层或爬到附近疏松而干燥的泥土中化蛹。蛹为围蛹，不食不动，5天左右即可羽化为成蝇。成蝇羽化后不久即能交配。雌蝇一次交配可终身产卵。如家蝇一生可产卵4～6次，每次间隔3～4天，每次产卵可从数十个至上百个不等。

蝇类食性非常复杂，根据口器的情况，可分为三类。

1. **吸血蝇类** 口器刺吸型，以取食动物及人类的血液为主，雌、雄均吸血，对传播人畜疾病有重要影响。

2. **舐吸蝇类** 绝大多数蝇类属此类，其口器为吸吮型，只能舐吸食物，与人类生活关系密切。

3. **不食蝇类** 其口器退化，成蝇全靠幼虫期储存的营养，这些蝇类在羽化后即交配、产卵或幼虫，其幼虫寄生，可致蝇蛆病。

各种蝇类对气温的适应性不同，因而其季节分布也有差别。按蝇类繁殖盛期的季节可分类。

1. **春秋型** 春、秋季出现两个高峰，由于不适应高温，故夏季消失。丽蝇和厕蝇是典型代表。

2. **夏秋型** 这型蝇类基本上适应较高温度，夏季出现，但高峰是在夏秋之交。大头金蝇、多种麻蝇均属此型。

3. **夏型** 这型蝇类在自然界出现的数量与气温的高低成正比，在夏季出现高峰，温度下降则逐渐消失，如市蝇、厩螫蝇等。

4. **秋季型** 包括一些嗜寒性蝇种，在秋末冬初为高峰，如狭额腐蝇、广额金蝇、巨尾阿丽蝇等。

蝇类的活动栖息与扩散受温度和光线的调控。如家蝇，9℃时仅能爬行，12℃时能起飞，15℃时开始取食，30～35℃时最为活跃。蝇活动有趋光性，白天活动，夜间则栖息在天花板、空悬的绳索、电线上。蝇善飞翔，如家蝇一小时内可以飞6～8千米，但在通常情况下主要以滋生地为中心的100～200米半径内活动。另外，家蝇亦可随交通工具如车、船以及进城送菜的畜力车等携带而被动迁移。

低温不利于蝇的发育和生活，而以一定虫态越冬，如金蝇、丽蝇、麻蝇多以蛹越冬，绿蝇、厕蝇以幼虫越冬，家蝇幼虫、蛹及成虫都可越冬。

第97问 跳蚤、臭虫等的生活习性是什么？

跳蚤是一种寄生性吸血害虫，全世界已知的蚤类约有2 500种，我国目前报道的有640余种，常见的包括鼠蚤、人蚤、猫蚤、狗蚤等。蚤是恒温动物的体外寄生虫，属于全变态昆虫，其生活史分为卵、幼虫、蛹（茧）和成虫4个时期。雌雄成虫均可吸血，雌蚤需吸血后才产卵。一般产在寄主身上，因蚤卵无黏性，容易从寄主身上落到地面，于是在地面孵化经过两次蜕皮后，吐丝、作茧、化蛹，羽化后的成虫又跳到各种寄主身上。蚤成虫体积较小，一般为1～6毫米，体扁平，黄至深褐色，寄生方式多为游离型，后足腿节特别发达，善跳跃。跳蚤畏光，平时隐伏在阴暖的角落，一到夜晚就纷纷出动跳到寄主身上。跳蚤吸血，每天至少吸血一次，随温度、湿度增高而吸血次数增加。人蚤喜欢在人体腰部、脚踝处等皮肤裸露的地方“叮咬”吸血。城市居民圈养宠物的数量很多，而被人类遗弃的流浪猫和狗，成了跳蚤最佳寄主。猫蚤、狗蚤在失去原有寄主时，就转吸其他动物如人的血液。

蚤类由于要依靠吸食宿主的血液才能维持生命并繁殖后代，所以有着非常强的寻找宿主的能力，主要依靠视觉以及对温度、震动和宿主气味的敏感。野外游离的跳蚤对光线的变化比较敏感，有趋向黑暗环境的习性，发现阴影靠近就会跃起，以便能跳到宿主身上。而对热源（宿主）、震动、和宿主的气味等都是正趋向，一旦发现这些信息，即依靠跳跃靠近，然后依靠身体上发达刺和鬃附着在宿主体上。一旦宿主死亡，蚤类能迅速感知并离开宿主，开始寻找新的宿主。这一点对于传播疾病至关重要。在家鼠为宿主的鼠疫疫源地中，常在大量家鼠死亡后出现人间鼠疫的流行，就是因为家鼠死后，跳蚤离开死鼠尸体叮咬人后将病原传播给人。

臭虫也叫床虱，因可以分泌一种臭液来防御天敌和促进交配，故称臭虫。臭虫在世界范围内广泛分布，对人体有害的主要是温带臭虫和热带臭虫两种，我国这两种均有分布。温带臭虫较耐寒，主要分布在我国长江、黄河流域一带。热带臭虫不耐寒，在我国局限在热带和亚热带地区，主要分布在广东、广西、海南等热带地区。臭虫在20世纪10～50年代分布比较常见，随着杀虫剂的使用及人们卫生习惯的提高，臭虫逐渐销声匿迹，但近年来随着臭虫抗药性的增加，在我国出现逐渐再暴发的趋势。我国的臭虫一般在5月份气温升高时开始活动，8月份最多，10月份以后出现较少，在全年气温不低于15℃

的地区可以常年活动。

臭虫藏匿于沙发、地板、床、墙壁的缝隙中，晚上出来活动，吸食人血，吸饱后快速离开人体回到阴暗隐蔽的环境中。被叮咬后，局部皮肤会出现红肿、丘疹、瘙痒等症状，影响正常睡眠，皮肤挠破后还可能导致过敏、感染等。

臭虫的生活史：卵、若虫、成虫。其中若虫有5个龄期。无论若虫还是成虫都需要吸血才能完成发育。在合适的条件下，新羽化的臭虫雌虫在取食和交配后3～6天开始产卵。最合适的条件下每天大约产3枚卵，但在大多数情况下每周产5～7个卵；条件适宜的情况下，温带臭虫一生都可以产卵，6～18个月，产卵200～500个。热带臭虫一生大约产卵50个。

人是温带臭虫最喜欢的宿主。臭虫主要是被呼出的二氧化碳、体温和皮肤释放的各种化合物所吸引。臭虫叮咬一般发生在凌晨1～5点。

臭虫容易在宾馆酒店、火车卧铺、集体宿舍等人员聚集流动较多的场所发现，可以通过行李箱或携带的衣物迁移。

第98问　螨虫如何防制？

螨种类繁多，它们在形态大小和生活方式上展现出显著的多样性。有的螨不需要寄生，存在于自然环境中，有的则幼虫时在人体，成虫时回归自然，有的螨则需要一直寄生在人体。导致疾病的螨主要有恙螨、革螨、疥螨、蠕形螨、尘螨和粉螨等。

恙螨：主要寄生在啮齿类和鸟类等动物体表，人在杂草茂盛、鼠患严重的地方活动时容易被恙螨叮咬出现恙螨皮炎，如果恙螨携带恙虫病东方体，还可能使人患恙虫病等。

革螨：主要寄生在小型哺乳动物体表，人在动物饲养室、鸡圈、面粉厂和鼠类经常出没的地方，容易被革螨侵袭。人被革螨叮咬后可能会出现革螨皮炎，若革螨携带汉坦病毒，也会使人患肾综合征出血热。

疥螨和蠕形螨：主要寄生在人类身上，被疥螨、蠕形螨寄生的病人是传染源，而公共浴室、更衣间都是它们传播的重要场所。疥螨在皮肤角质层内挖掘隧道时，会刺激皮肤引起疥疮。蠕形螨寄生会引起蠕形螨病，这是一组面部毛囊皮脂腺疾病，另一方面，外耳道瘙痒、眼睑缘炎、毛囊炎、脂溢性皮炎、痤疮以及酒渣鼻等疾病，也都可能与蠕形螨寄生有关。

粉螨和尘螨：分布广泛，有粉末物质存在的地方，都可能有它们的身影，如通风差、人逗留时间长的卧室、面粉厂等。尘螨及其排泄物、分泌物都是过敏原，会引起很多过敏性疾病，包括过敏性哮喘、过敏性鼻炎和过敏性皮炎。

螨虫是一种微型害虫，可导致过敏、毛孔堵塞、感染等问题。除螨方法有清洁卫生、勤洗澡、使用杀虫剂、消毒、日光暴晒等。

1. **清洁卫生** 保持居住环境清洁卫生可以有效去除螨虫，应注意清洁床单、枕套、毛毯等用品，使用吸尘器清除死角和缝隙中的灰尘，抑制螨虫的滋生。

2. **勤洗澡** 适当增加洗澡次数可以去除螨虫的分泌物，以及死皮细胞等食物来源，破坏螨虫的繁殖和生存条件，有效减少其数量。

3. **使用杀虫剂** 选择能够杀死螨虫的杀虫剂，喷在地毯、窗帘、家具等位置，能够去除螨虫。

4. **消毒** 可以每个月进行一次家庭消毒，高温清洗床上用品、儿童玩具等物品，有利于去除螨虫。

5. **日光暴晒** 螨虫对高温没有抵抗力，将物品暴露在日光下，可以杀死螨虫，建议在太阳最强烈的时候暴晒物品 2 ~ 3 个小时。

日常还应保持室内的通风和换气，尽可能减少使用软家具，有利于减少螨虫的滋生。

第 99 问 蜱虫的生活习性是什么？

蜱类的生活史包括卵、幼虫、若虫和成虫四个时期，其演变过程因种类和生活条件而异。硬蜱的若虫只有一期，吸饱血后即蜕变为成虫。与之相比，软蜱的若虫经过 1 ~ 4 期不等。地域差异也显著影响蜱类的生活史，南方的硬蜱种类，一般一年内可以完成多个世代；而北方种类的生活史则长得多，一般一年完成一个世代，甚至要三年完成一个世代。

在生存时长上，软蜱由于多次吸血和产卵，一般可活 5 ~ 6 年，如波斯锐缘蜱。钝缘蜱的寿命一般更长，例如拉合尔钝缘蜱和乳突钝缘蜱，据报道可活十几年甚至二十年以上。软蜱的吸血时间较短，只有在需要吸血时才爬到宿主上，每次吸血约半小时至 1 小时，但常因种类或虫期不同而异。例如波斯锐缘蜱幼虫期吸血需要 5 ~ 6 天，而若虫期和成虫期只需要半小时至 1 小时。硬蜱吸血时间较长，除了生活周期中需要蜕皮和产卵外，一般不脱离宿主，而且有些种蜕皮阶段仍附着于宿主体上。吸血时间的长短也因种类和虫期而异，一般幼虫期和若虫期较短（2 ~ 5 天），成虫期则较长（雌虫 7 ~ 9 天）。蜱的吸血量很大，各期虫体吸饱血后可以胀大几倍到几十倍，雌性硬蜱更显著，可达一百多倍。

蜱在生活史中有更换宿主的现象，根据其更换宿主的次数可分为三种类型。

1. 单宿主型，不同虫期在同一种宿主体上完成。

2. 二宿主型，幼蜱和若蜱在一种宿主上，成蜱在另一种宿主上完成。

3. 三宿主型，不同的虫期选择不同的宿主。更换宿主对于蜱类传播一些不能经卵传递的疾病来说非常重要，因为蜱的一个虫期只吸一次血，只有在不同虫期更换宿主才能起到传播病原的作用。

硬蜱的活动有明显的季节性。一般种类多在春季开始活动，也有些种类在夏季才有成虫出现，活动的季节周期因种类而不同。全沟硬蜱在 5 月有一个活动高峰，而长角血蜱每年有两个活动高峰，即春季和秋季。蜱类以若虫或成虫在宿主体表、地面缝隙、石块下等隐蔽的地方越冬。

硬蜱的活动一般在白天，但活动节律因种类而不同。全沟硬蜱的活动节律有两个高峰：午后 12 ~ 2 时和下午 6 ~ 8 时。这一活动曲线也反映出该地昼夜小气候的特点。早晨过于高湿低温，不适宜于蜱的活动，正午又高温低湿，活动也受一定影响。卵形硬蜱的活动节律也有两次高峰，一般在上午 10 ~ 11 时呈现小峰，在下午 6 ~ 7 时呈现大峰。草原革蜱整个白天均见活动，但中午气温升高时最为活跃。

第100问 被蜱虫叮咬能感觉得到吗？怎么判断是不是蜱虫？生活中如何防蜱虫？

蜱叮咬人的过程中，会释放麻痹剂，使被叮咬者难以察觉，往往不会感到疼痛。蜱的若虫和成虫均长有8条腿，吸血后腹部迅速膨大数十倍以上。蜱在人体表面吸血时，头部扎进体内，腹部和8条腿均明显露出，较易辨认。如果在野外遭遇蜱虫叮咬，切记不能强行将蜱虫拔除，以免蜱的假头基断裂，遗留在人体皮肤内，造成感染。可以用烟头烫或者是将一些热的东西涂抹在伤口附近，促使蜱虫自行退出。如果发生了蜱虫的头部断裂残留在皮肤表面，务必前往医院进行处理，将残余的肢体头节进行切除取出。

一般可以通过穿长袖衣物、远离蜱虫繁殖的环境，以及涂抹驱虫的药物来预防蜱虫叮咬。预防蜱虫叮咬的方式有如下几种。

1. 穿长袖衣服可以避免被蜱叮咬，最好把袖口、领口和裤子袖口系紧，以防蜱虫进入。

2. 尽量远离蜱虫繁殖的环境，蜱虫主要栖息在草地、树林中，常会附着在人体的头皮、腰部及脚踝下方等部位，外出活动时要注意不要在这些地方多停留，不要在草地上坐卧，并做好防护。

3. 涂抹驱虫的药物，也可以在暴露的部位涂抹驱虫药物来避免被叮咬，如复方硫黄乳膏，或者在衣物上喷避蚊胺来预防蜱虫叮咬。

预防蜱虫叮咬的注意事项：尽量不要去草木茂盛、落叶堆积的森林和灌木丛；尽量避免长时间坐卧在地里；野营时在帐篷周围喷洒驱虫药物；外出回来后要注意仔细检查身体是否有蜱虫附着；此外家里养宠物的也要经常注意宠物的卫生。

61